reinhardt

Uli Zeller

# Lass die Katze aus dem Sack!

## Katzengeschichten zum Vorlesen bei Demenz

Ernst Reinhardt Verlag München

*Uli Zeller*, Seelsorger und Krankenpfleger, arbeitet in einem Pflegeheim in Singen am Hohentwiel. Menschen mit Demenz holt er gerne mit Geschichten ab.

*Ich widme dieses Buch meinen Töchtern Elena und Amaris. Während das Buch entstand, waren sie drei und sechs Jahre alt. Danke, dass ihr mir immer so gerne eure Plüschkatzen ausgeliehen habt, wenn ich mit meinen Katzengeschichten ins Pflegeheim losgezogen bin. Viele haben sich daran erfreut.*



Bibliografische Information der Deutschen Nationalbibliothek

Die Deutsche Nationalbibliothek verzeichnet diese Publikation in der Deutschen Nationalbibliografie; detaillierte bibliografische Daten sind im Internet über <http://dnb.d-nb.de> abrufbar.
ISBN 978-3-497-03347-8 (Print)
ISBN 978-3-497-62047-0 (PDF-E-Book)
ISBN 978-3-497-62048-7 (EPUB)



Printed in EU

Cover unter Verwendung eines Fotos von ©wayhome.studio/stock.adobe.com (Agenturfoto. Mit Models gestellt)
Satz: Satzpunkt Ursula Ewert GmbH, Bayreuth

Ernst Reinhardt GmbH & Co KG, Kemnatenstr. 46, D–80639 München
Net: www.reinhardt-verlag.de E-Mail: info@reinhardt-verlag.de

# Inhalt

## Ganz schön auf Zack



## Von Katzen und ihren Menschen



## In der Kürze liegt die Würze

# Vorwort: Katzen sind gut für Kopf und Herz

Frau Reiser lebt zu Hause. Sie wird vom ambulanten Pflegedienst betreut. Immer wieder tragen die Betreuerinnen in den Pflegebericht ein, dass Frau Reiser zeitlich, örtlich oder zur Person hin „desorientiert“ ist. Aber immer wieder einmal geht es ihr besser. Da scheint sie richtig klar denken zu können. Sie weiß dann, wer sie ist und wer ihr gegenübersitzt. Sie weiß, wo sie sich befindet und kann den Wochentag nennen. Oft ist das der Fall, wenn ihr Kater Nero durch ihre Wohnung streicht, sich auf die Lehne ihres Sessels setzt und sich von ihr streicheln lässt. Oder wenn er sich vor ihr aufstellt, den Schwanz nach oben richtet, mit dem Schwanz aufgeregt hin und her wedelt – und damit deutlich macht, dass Frau Reiser ihm nun doch bitte den Napf mit dem leckeren Heringsfilet aus der Dose füllen soll.

Blutdruck senken, Stress mildern, den geistigen Abbau verlangsamen – all diese gesundheitlichen Vorzüge werden Haustieren zugeschrieben. Aktuelle Studien legen nahe, dass der Besitz von Haustieren vor dem geistigen Abbau schützen bzw. diesen verzögern kann.

Darum sind auch Tiergeschichten nicht „für die Katz“. In meinem im Ernst Reinhardt Verlag bereits erschienenen Titel „Erinnerungen auf vier Pfoten“ geht es um Hundegeschichten zum Vorlesen bei Demenz. Zu diesem Buch habe ich viele positive Rückmeldungen bekommen. Aber ich habe auch gehört: „Nein, wir hatten keinen Hund. Ich hatte aber immer eine Katze.“ Aus diesem Grund habe ich Katzengeschichten gesammelt, sie neu erzählt – und immer wieder vorgelesen und verfeinert.

## Wie sind die Geschichten für dieses Buch entstanden?

In einer Runde mit Senioren im Pflegeheim habe ich zunächst verschiedene Gegenstände zum Thema Katzen mitgebracht: Fotos, ausgeschnittene Bilder aus Zeitschriften, Kalender mit Katzenbildern, darüber hinaus auch Plüschkatzen, Schleich-Katzen oder ein Kuschelkissen mit einer Katze drauf. Ich habe mir eine Liste mit verschiedenen Stichworten und Fragen rund um die Katze erstellt und damit die Senioren häufig zum Erzählen angeregt. Alle Äußerungen wurden von mir notiert – Stichworte, Szenen, kleine Anekdoten. Wenn jemand ein Katzenbild anschauen oder eine Plüschkatze in die Hand nehmen konnte, hat dies manchmal ebenfalls das weitere Erzählen gefördert. Auch in meinem Bekanntenkreis habe ich herumgefragt, ob jemand eine geeignete Katzengeschichte erlebt hat. Und die Ideen von der lustigen Ecke unten rechts in der Zeitung habe ich mir auch notiert, sobald eine Katze darin vorgekommen ist.

Aus diesem Stapel voller Ideen habe ich neue Geschichten verfasst. Diese habe ich dann unter verschiedenen Voraussetzungen vorgelesen: vor allem Senioren mit Demenz, aber auch Menschen ohne Demenz, Frauen und Männern, Zuhörern in verschiedenen Altersgruppen zwischen 60 Jahren bis zu über 100 Jahren. Auch meinen Kindern (3 und 6 Jahre alt) bekamen die Geschichten zu hören. Ich habe die Geschichten in Gruppen ausprobiert und mit Einzelpersonen – teilweise in Situationen, in denen ich ganz nahe war und meinem Gegenüber die Hand gehalten sowie direkten Augenkontakt hatte; zudem auch wieder eher in Gruppensituationen, wo es eher etwas distanzierter zuging. Sehr dankbar bin ich dem Ernst Reinhardt Verlag und meiner Lektorin Dr. Susanne Braun, die mir viel Zeit für dieses Buch eingeräumt hat. So hatte ich nie den Eindruck, dass ich sofort eine Katzengeschichte abschließen muss, damit dieses Buch möglichst schnell fertiggestellt wird. Vielmehr konnte ich im Pflegeheim immer dann eine Katzengeschichte vorschlagen und verwenden, wenn es gerade gut gepasst hat und gewünscht war. Der Heimleitung des Emil-Sräga-Hauses Singen, Raffaele Giampa und Susanne Müller, bin ich dankbar, dass ich auch mit halb fertigen Geschichten ins Haus kommen durfte.

## Wie setzen Sie die Katzengeschichten ein?

Katzen sind pflegeleichter als Hunde. Sie streunen oft selbstständig herum. Daher kann man sie während einer Demenz auch noch länger zu Hause behalten. Manchmal kann man sie sogar in ein Heim mitnehmen. In einer Pflegeeinrichtung, in der ich mal gearbeitet habe, hat ein Kater gelebt. Der wurde von allen Senioren gefüttert. Er ist mit den Jahren so gemütlich geworden, dass sein Revier immer kleiner wurde. Schließlich hat er sich immer vor den Aufzug gestellt und gewartet, bis jemand mit einem Rollator kommt. Dann ist er vorne in den Korb des Rollators gesprungen – und mit ihm im Aufzug einige Stockwerke hinauf- oder hinuntergefahren.

Übrigens: Wenn Sie bei der Geschichte über den Kater im Rollator-Taxi vielleicht sogar etwas schmunzeln mussten, habe ich Ihnen eben bewiesen: Geschichten funktionieren wirklich!

Damit die Geschichten möglichst den gewünschten Erfolg zeigen, kann man beim Vorlesen fördernde Rahmenbedingungen schaffen. Zunächst hilft eine geeignete Gruppengröße, falls man die Geschichten mehreren Zuhörern vorlesen möchte. Es kann schon sinnvoll sein, eine Kleinstgruppe mit nur zwei Zuhörern zu starten. Wenn der Augenkontakt zu allen möglich ist und es in der Gruppe nicht zu turbulent und unruhig wird, kann auch eine Größe von sieben oder acht Personen noch sinnvoll sein – auch abhängig davon, wie weit die Demenz schon fortgeschritten ist. Störende Elemente auszuschalten bringt zusätzliche Ruhe: Also Fernsehapparat und Radio aus – und das geöffnete Fenster zur lauten Straße schließen! Gute Erfahrungen habe ich damit gemacht, einen Gegenstand mitzubringen, der mit der Geschichte oder dem Thema zu tun hat. Dies kann eine Plüschkatze sein, ein Foto oder ein Gemälde von einer Katze. Gegenstände wie ein Napf, ein Katzenspielzeug oder ein Kratzbaum sind ebenso gut geeignet. Eines oder mehrere dieser Bilder oder Gegenstände in die Mitte gelegt führen zum Thema hin – und helfen auch beim Abschweifen wieder zum Thema zurückzugelangen. Manchmal fangen solche Gegenstände auch wie von selbst an zu „sprechen“, wenn Sie diese einem Menschen mit Demenz in die Hand geben. So kann es sein, dass eine alte Dame plötzlich andächtig wird, wenn sie ein

Katzenspielzeug in der Hand hält. Um Zuhörer abzuholen ist es hilfreich, wenn Sie deren Biografie kennen. Wissen Sie beispielsweise, dass eine Dame früher eine rote Katze hatte, scheuen Sie sich nicht, aus der schwarzen Katze in einer Geschichte eine rote zu machen. Und geben Sie der Katze auch den Namen, den die Katze der zuhörenden Person hatte.

Jeder der 30 Geschichten habe ich jeweils eine Aktivierungsidee und einen Gesprächsimpuls beigefügt. Manche dieser Ideen passen speziell zu der Geschichte, bei der sie stehen. Andere sind auch bei anderen Geschichten einsetzbar oder können leicht übertragen werden. Bisweilen finden Sie dort mehrere Ideen und Fragestellungen. Hier ist es sinnvoll, wenn Sie nicht alles vorlesen, sondern eine kurze Pause lassen. Versuchen Sie, sich auf eine Frage zu beschränken. Wenn Sie diese gestellt haben, warten Sie ruhig einmal 20 Sekunden ab. Stoppen Sie diese Zeit, damit Sie ein Gefühl dafür bekommen, wie lange das ist. Nehmen Sie sich die Zeit und warten Sie auf Ihr Gegenüber, um erst dann einen weiteren Impuls zu setzen. Ich habe schon manches Mal darüber gestaunt, wie sehr nur ein wenig mehr Zeit meinem Gegenüber helfen kann.

Zuletzt habe ich die Geschichten in diesem Buch der Länge nach geordnet. Sie finden zunächst die etwas längeren für Menschen mit noch leichterer Demenz und ab dem letzten Hauptkapitel *(In der Kürze liegt die Würze)* die etwas kürzeren Erzählungen für Menschen mit fortgeschrittener Demenz. So können Sie schnell eine Geschichte suchen, die vom Umfang her gut passt. Insgesamt habe ich gute Erfahrungen gemacht, nie die maximal mögliche Länge zu wählen, sondern eher die kürzere Möglichkeit auszusuchen – und wenn die Zuhörer dann noch aufmerksam sind, lieber noch eine zweite Geschichte nachzulegen.

In einer kleineren Runde kann danach sogar noch eine dritte oder vierte Geschichte vorgelesen werden.

Ich wünsche Ihnen viel Freude beim Schmökern in diesem Buch und beim Vorlesen.

# Was lange währt ...

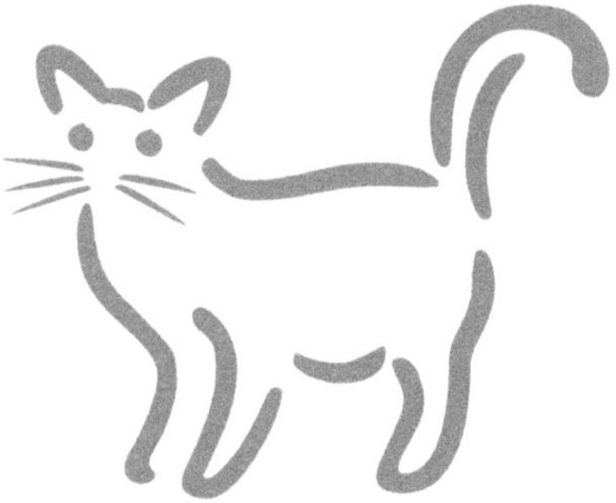

# Neues Leben in der alten Scheune

**Aktivierungsidee**

Namenssuche für einen Wurf Katzen. Sammeln Sie gemeinsam mögliche Katzennamen von A–Z. Es dürfen auch Namen dabei sein, die für Katzen ungewöhnlich sind. Hauptsache, es macht Spaß. Beispiele: Anton, Baltasar, Cäsar, Dina, Emil, Findus, ...

Was ist das nur für ein Geräusch da hinten in der Scheune? Es ist hoch. Fast wie ein Vogelpiepen. Oder doch eher ein Pfeifen. Was fiept denn da? Miii, miii, miii. Thomas lauscht.

„Sabine? Hannes?“, ruft er nach seiner Frau und seinem Sohn. Ich muss los zum Termin. Da ist so ein helles Fiepsen. Schaut ihr bitte mal?“

Thomas fährt los und runzelt die Stirn. „Ob das wohl Igel oder Vögel oder Mäuse sind?“

Sabine leuchtet umher. Es riecht nach Staub. Im Lichtkegel ihrer Taschenlampe tauchen alte Teppiche, Kisten und Autoreifen auf – und da: Plötzlich liegt es da.

Hannes ruft: „Schau mal, Mama. Ein Knäuel aus Fell. Zusammen gekauert. Auf dem alten Sessel.“ Das Knäuel ist schwarz und weiß. Und es zuckt im schnellen Rhythmus.

„Da schlagen gleich mehrere Herzen“, lächelt Sabine.

Hannes flüstert: „Eine Katze. Und sie hat eins, zwei, drei, vier Junge.“

„Kitten sagt man zu den jungen Kätzchen“, erklärt die Mama.

Wenn die Kätzchen so zusammengekauert liegen, sieht es fast aus, wie wenn da ein weißes Herz auf schwarzem Grund liegen würde.

Hannes runzelt die Stirn: „Ich glaube nur, der Papa wird davon nicht begeistert sein.“

Mama lacht: „Warte es ab. Wenn der so ein Kätzchen auf dem Arm hat, wird sein Herz weich.“

Da – Mama Katze richtet sich auf.

Sie faucht.

Das heißt wohl so viel wie: „Lass mich in Ruhe. Und nimm mir meine Kinder nicht weg.“

„Es ist ja nicht das erste Mal, dass bei uns in der Scheune kleine Katzen auf die Welt kommen“, stellt Sabine fest. Sabine und Hannes wissen genau, was zu tun ist: Ab sofort stellen sie den Tieren jeden Tag Futter hin. Sie reden mit ihnen. So werden die Katzen an ihre Stimmen gewöhnt. Mit der Zeit werden die Katzen zutraulicher. Sabine und ihr Sohn dürfen sie auch auf den Arm nehmen.

Wenn Sabine und Hannes in die Scheune kommen, geht Mama Katze immer schon weg. Die Kitten kommen auf ihre neuen Freunde zu. Und je älter die kleinen Kätzchen werden, umso verspielter werden sie. Sie jagen nach den Schnürsenkeln von Sabine. Sie klettern auf den Rücken von Hannes. Und manchmal kratzen sie Mama am Oberarm oder Hannes am Nacken. Das tut ganz schön weh – aber es ist ja nicht böse gemeint.

Mama Katze bleibt in dieser Zeit immer in der Nähe und beobachtet alles ganz genau. Und von Tag zu Tag traut sie sich ein wenig näher an Sabine und Thomas heran.

„Was sollen wir nur mit den vielen Katzen tun?“, fragt Sabine eines Tages ihren Mann.

Thomas brummt. „Ich brauche keine Katze. Und schon gar keine fünf.“

Sabine nickt. „Das habe ich mir gedacht. Wie wäre es, wenn wir ein paar Fotos in der Gegend aufhängen. Und drunter schreiben: Katzen zu verschenken.“

Gesagt, getan. Thomas bastelt gleich die Zettel und hängt sie auf.

Dann sagt er: „Und die, die wir nicht losbekommen, bringen wir eben ins Tierheim. Basta.“

Es dauert gar nicht lange. Da haben sich schon ein paar Leute gemeldet, die die Katzen nehmen wollen. Die Interessenten müssen aber noch etwas warten, bis die Kitten groß genug sind und ohne ihre Mama klarkommen.

Eines Abends sagt Sabine zu ihrem Mann: „Hannes ist heute Abend nicht da. Kannst du mir vielleicht helfen beim Katzen füttern?“

„Na gut. Wenn es sein muss“, murmelt Papa Thomas vor sich hin.

Abends leuchtet Sabine in die Ecke, in der die Katzen liegen. Thomas stellt ihnen den Napf mit dem Fressen hin. Sabine schnappt sich die vier Kätzchen. Und während die Kitten auf Mama herumklettern, frisst die Katzenmama aus dem Napf.

„Willst du nicht auch mal eines nehmen“, fragt Sabine.

Thomas schluckt. „Na gut.“

Und schon hat er eine Katze auf dem Schoß. Und noch eine.

„Oh, sind die niedlich“, sagt Papa Thomas. Und dann flüstert er: „Sind eigentlich schon alle Katzen vergeben? Vielleicht sollten wir doch eine behalten. Die sind so schön.“

## Gesprächsimpuls

Gesprächsimpuls: Haben Sie schon einmal ein Tier von der Straße bei sich zuhause aufgenommen und es groß gezogen?

# Ein Flieger für den Tiger

**Aktivierungsidee**

Basteln Sie gemeinsam Papierflieger. Werfen Sie diese in die Luft.

Herr Parusselli ist Pilot. Er fliegt durch die ganze Welt. Er war eigentlich schon überall: in Australien, Afrika und Amerika. Er weiß, wie salzig das Meer riecht. Wie sehr es auf dem Markt nach Fisch stinkt. Aber auch, wie dick die Luft in der Stadt ist. Er erkundet gerne fremde Städte in fernen Ländern. Aber am liebsten ist er eigentlich zuhause bei sich im Garten. Er sagt: „Ich kenne Sydney, Johannesburg und New York. Aber im eigenen Garten muss ich erst mal wieder die Erdbeeren finden – und schauen, wo sich mein Kater gerne herumtreibt."

Kater Johnny nämlich verreist nicht gerne. Der schwarzgelb getigerte Vierbeiner streunt am liebsten zwischen Herrn Parussellis Tomatenstauden, Apfelbäumen und den Himbeersträuchern herum. Und wenn der Pilot mal wieder für drei, vier Tage weg ist, vermisst ihn der Kater. Herr Parussellis Frau Petra füttert den Vierbeiner zwar. Aber das ist nicht das Gleiche. Kater Johnny liebt Herrn Parusselli. Und Herr Parusselli liebt den getigerten Kater.

Eines Tages streicht Pilot Parusselli seinem Vierbeiner über den Kopf und sagt: „Es dauert nicht mehr lange. Dann gehe ich in Rente. Dann bin ich jeden Tag bei dir."

Ehefrau Petra lacht und sagt: „Aber du wirst es nicht ohne die Fliegerei aushalten, oder?"

„Na, dann stelle ich mir halt ein altes Flugzeug in den Garten und mache dort immer meine Mittagspause“, lacht Herr Parusselli, der sich schon darauf freut, in der Erde herum zu buddeln, seinen Kater zu kraulen und die Beine hochzulegen.

Petra macht aus diesem Spaß Ernst. Sie ruft beim Chef ihres Mannes an: „Herr Flottenchef. Haben Sie nicht einen alten A350 für mich, den ich in den Garten stellen kann?“ Der Airbus A350 hat nämlich 300 Sitzplätze. Und Pilot Parusselli fliegt oft damit mittlere und lange Strecken.

Herr Parussellis Vorgesetzter muss lachen. Er sagt: „Ja, aber so ein Airbus ist doch viel zu groß für den Garten. Wissen Sie was: Ich kann Ihnen eine Cessna 172 besorgen.“ Diese sei nämlich ausgemustert worden. Ein kleiner Flieger, der nur vier Sitze hat und in dem die Piloten ihre Ausbildungsflüge machen.

Und während Parusselli das nächste Mal irgendwo zwischen Hong Kong und Rio de Janeiro über die Wolken düst, hebt der Kran die alte Cessna in seinen Garten. „Und das nennen Sie klein?“, schüttelt seine Frau den Kopf. „Der braucht ja doch noch ganz schön viel Platz.

„Dann sind Sie mal froh, dass ich keinen A350 übrig hatte! Der Flottenchef zuckt mit den Schultern: „Sie können ja noch ein paar Kisten mit Geranien dran hängen. Das Cockpit können Sie als Gewächshaus benutzen. Und unter den Flügeln Tomaten pflanzen. Da werden sie nicht nass vom Regen.“

Frau Parusselli nickt. „Das sind gute Ideen. Aber ich glaube, mein Pilot will vor allem eine Kuschelzone für sich und unseren Kater.“

Als Herr Parusselli nach seinem letzten Flug nach Hause kommt, gähnt er und streckt sich: „Endlich im Ruhestand“, sagt er und schaut in den Garten. Er ruft: „Sag mal, Petra. Steht da eine Cessna im Garten? Träume ich oder was?“

Da muss Petra lachen. Sie boxt ihn in die Seite und sagt: „Da wolltest du doch deine Mittagspausen drin verbringen. Johnny hat den Flieger gestern schon begutachtet. Und ich habe ihm eine Decke hineingelegt. Willkommen im Ruhestand.“

Herr Parusselli steht am Fenster, schaut abwechselnd seine Frau und den Flieger an und schüttelt den Kopf.

**Gesprächsimpuls**

Sind Sie schon öfter geflogen? Wohin? Mit wem? Können Sie sich noch an Ihren ersten Flug erinnern? Erzählen Sie.

# Hochwürden auf Räuberjagd

**Aktivierungsidee**

Lassen Sie Überbegriffe erraten. Beispiele: Hund, Katze, Maus (Tiere), Amsel, Drossel, Fink (Vögel), rot, gelb, grün (Farben).

Sie war schwarz und am Hals hatte sie zwei weiße Streifen. Die Katze sah fast so aus wie der Talar eines Pfarrers. Aber nicht nur deshalb nannte man die Katze „Hochwürden". Nein, es gab noch einen Grund.

Der Vierbeiner lebte in der Kirche Bunzelfingen. Unten im Beichtstuhl schlief er. Meistens war es da schön ruhig. Denn so viele Sünden wollten die Gemeindemitglieder nicht beichten.

Morgens ging die Katze ins Pfarrhaus. Der Pfarrer fütterte sie. Und am Abend streunte die Katze um die Kirche. Dort fing sie oft zwei oder drei Mäuse.

Manchmal brachte sie eine davon dem Pfarrer.

Einmal hat sie ihm die Maus sogar aufs Rednerpult in der Kirche gelegt. Der Pfarrer wollte predigen. Er ist erst einmal zusammengezuckt. Dann griff er die Maus am Schwanz.

Und er reckte seinen Arm nach oben.

Die Gemeindeglieder bekamen große Augen. Am nächsten Morgen kam die Katze namens Hochwürden dann wieder zum Pfarrer nach Hause.

Der Pfarrer streichelte den Kirchentiger. Und sagte zu

ihm: „Das hast du gut gemacht. So aufmerksam waren die Kirchenbesucher schon lange nicht mehr."

Einmal hat Katze Hochwürden eine richtige Heldentat vollbracht. Der Vierbeiner streunte in der Nacht wie immer durch die Kirche. Zuhause war der Pfarrer gerade aufgewacht. Er war aber auch noch ein bisschen schläfrig. Er schaute aus dem Pfarrhaus.

Und was sah er da?

Ein Mann ging direkt auf die Kirche zu – und dann in die Kirche hinein. Er hielt etwas in der Hand.

Der schlaftrunkene Pfarrer dichtete vor sich hin: „Will da einer beten nachts um zwei? Aber warum hat er eine Brechstange dabei?"

Da hatte der Mann bereits die Kirche betreten. Katze Hochwürden beobachtete ihn ebenfalls. Die Katze saß direkt hinter der Madonnenfigur.

Der Einbrecher schlich sich im Dunkeln zum Opferstock. Er schwitzte. Es roch nach Schweiß und nach dem Metall der Brechstange. Man hörte ein leichtes Klacken. Katze Hochwürden zuckte zusammen. Sie sprang hinter der Statue hervor. Direkt vor dem Eindringling vorbei. Der Einbrecher erschrak. Und stolperte. Worüber war er gestürzt?

Der Dieb tastete sich vorwärts. Seine Taschenlampe hatte er verloren. Er kroch den Boden entlang, bis er an der Wand ankam. Er tastete an der Wand. Und drückte auf einen Schalter.

„Oh nein", schimpfte er. Hatte er das Licht angemacht?

Doch es wurde gar nicht hell. Sondern laut.

Ein Geräusch. Die Kirchenglocken läuteten. Alle gleichzeitig!

Es war nämlich nicht der Lichtschalter. Sondern der Knopf für das große Läuten. Und das nachts um 2.10 Uhr.

Der Einbrecher richtete sich auf, rannte zur Tür.

Ein zweites Geräusch. Ein leiseres Geräusch. Klack. Dem Pfarrer nebenan hat es gedämmert: Da muss ein Dieb in der Kirche unterwegs sein. Flugs hatte der Pfarrer die Kirchenschlüssel geholt.

Und den Dieb eingeschlossen.

Bald war ein drittes Geräusch zu hören. Die Polizeisirene.

Am nächsten Sonntag hatte der Pfarrer genug Stoff für die Predigt. Und das ganz ohne tote Maus auf dem Rednerpult. Und Katze Hochwürden wurde zum neuen Helden von Bunzelfingen.

**Gesprächsimpuls**

Wie halten Sie es mit Kirche und Glauben? Sind Sie am Sonntag immer in den Gottesdienst gegangen? Haben Sie zuhause vor dem Essen gebetet? Kennen Sie ein Kirchenlied auswendig?

# In jedes Haus gehört eine Katze

**Aktivierungsidee**

Am Anfang der Geschichte, wenn Peter stampft, können Sie mit der Faust oder der Hand auf den Tisch klopfen. Bringen Sie ein Bild von einer Katze mit. Immer, wenn in der Geschichte die Katze eine Rolle spielt (oder Sie die Aufmerksamkeit bündeln möchten), halten Sie das Bild hoch.

Peter stupst Monika an. „Bist du noch wach?“
„Ja, hörst du das auch?“, fragt seine Frau im Bett neben ihm.

Es scharrt und kratzt. Es kommt von oben.

„Das sind Mäuse“, sagt Peter.

Seine Frau fragt: „Kannst du etwas dagegen tun?“

Peter steht auf. Er geht die Treppen hinauf und hinunter. Dabei stampft er laut. Dann geht er auf den Speicher. Auch dort tritt er mit den Füßen fest auf den Boden.

(Tipp: An dieser Stelle können Sie mal gemeinsam auf den Boden stampfen.)

Keine Mäuse mehr zu hören.

Geschafft!

Jetzt ist Ruhe.

Die Mäuse haben sich versteckt.

Peter liegt wieder im Bett. Er flüstert: „Ich habe eine Idee. Morgen hole ich Hilfe.“ Da ist Monika aber schon eingeschlafen.

Am nächsten Tag kommt der Maurer. Gemeinsam geht Peter mit ihm um das alte Gebäude.

Monika und Peter leben in einem alten Bauernhaus. Der Putz ist an vielen Stellen abgebröckelt. Steine sind heraus gefallen. Neben dem Gebäude sind Ställe und Nebenräume. Es riecht nach Staub und Steinen. „Keine Chance“, sagt der Maurer. „Nie und nimmer bekommen wir das dicht. Ich gebe Ihnen einen guten Tipp: Holen Sie sich eine Katze! Denn: In jedes Haus gehört eine Katze.“

Kurz danach steht der Zimmerer da. Auf dem Dachboden begutachtet er die alten Bretter und Balken. Dann schüttelt er den Kopf. „Es tut mir leid. In einem alten Haus wird es immer Mäuse geben. Ich kann Ihnen nicht helfen. Am besten, Sie legen sich eine Katze zu.“

„Ich weiß“, brummt Peter. „In jedes Haus gehört eine Katze.“

Gesagt, getan.

Also fahren Monika und Peter ins Tierheim. „Wir hätten gerne eine Katze“, sagt Monika zu der Frau, die Dienst hat. Diese lächelt. „Ja, wir haben einige da. Soll sie kinderlieb sein? Klein oder groß? Noch ganz jung oder kann es auch eine ältere sein?“

Peter schüttelt den Kopf. „Sie muss gerne Mäuse jagen.“ Die Frau aus dem Tierheim schluckt. „Na, das habe ich ja noch nie gehört. Normalerweise wollen die Leute eine Katze zum Schmusen. Sie wollen mit ihr spielen und sie schön finden.“

Peter räuspert sich. „Verstehen Sie mich nicht falsch. Wir werden sie auch streicheln, schön finden und mit ihr spielen. Aber wir haben halt ein altes Bauernhaus. Und in jedes Haus gehört eine Katze."

Monika ergänzt: „Sie kann also ruhig gerne kuscheln. Aber sie sollte auch gerne jagen."

„Ich glaube, da habe ich den Richtigen für Sie." Die Frau, die sich um die Tiere kümmert, lächelt. „Unser Jimmy. Der war schon bei drei Familien. Überall war es ihm zu eng. Er wollte immer raus. Jimmy ist ein Abenteurer. Drinnen bleiben wollte er nie. Schauen Sie!"

Ein großer weißer Kater kommt ihnen entgegen. Er streicht um die Beine von Peter und Monika. Peter lächelt. „Den nehmen wir."

Schon bald erkundet Jimmy das Haus von Monika und Peter. Der Kater balanciert auf den Balken in den Nebenräumen. Und er klettert an den Wänden in der Scheune hoch.

Und seit Jimmy im Bauernhaus wohnt, hat man dort nie wieder eine Maus gehört.

Aus die Maus.

**Gesprächsimpuls**

Mäusejagd. In alten Häusern befinden sich viele Hohlräume. Zwischen den Stockwerken und in den Wänden. Wenn es draußen kalt wird, suchen die Mäuse Unterschlupf. Haben Sie die Hohlräume zwischen den Wänden früher repariert? Oder regelmäßig Fallen gestellt? Oder hatten Sie eine Katze? Wie haben Sie Mäuse bekämpft?

# Erstens kommt es anders und zweitens als man denkt

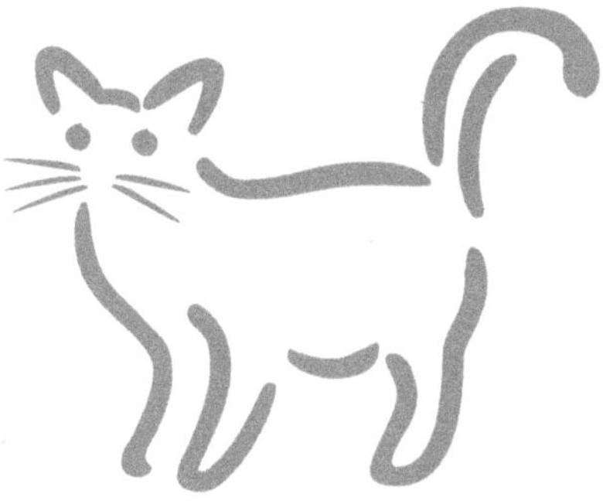

# Ein Urlaub für die Katz

**Aktivierungsidee**

Sie können jede Geschichte leicht zu einer kleinen Bewegungseinheit machen: indem Sie Ihren Zuhörern zwei bis drei Bewegungen aus der Geschichte vormachen und sie dann nachmachen lassen. Oder indem Sie die Übung gemeinsam machen. Ein Beispiel anhand dieser Geschichte: mit den Füßen zum Strand gehen, mit den Armen die Katze fangen – und dann den Kopf schütteln, weil der Ehemann von Katze, Frau und Tierärztin überrumpelt wird.

Endlich Urlaub. Und Dirk hat seiner Frau Martina einen Wunsch erfüllt: Mallorca. Jeden Tag sind sie am Strand. Abends essen sie gerade frischen Fisch.

Martina räuspert sich. „Du, da unten sitzt immer so ein Kätzchen vor dem Müllplatz." Dirk ahnt, was jetzt kommt. Er denkt sich: Bestimmt will sie den Flohtiger mit nach Hause nehmen.

Da sagt sie es auch schon: „Die Katze hat graue, lange Haare. Sie sucht im Müll nach Essen. Bestimmt kümmert sich niemand um sie. Sollen wir sie mitnehmen?"

Inzwischen hat Dirk sich eine Antwort überlegt: „Wenn du sie fangen kannst, nehmen wir sie mit." Denn er denkt sich: Herrenlose Katzen sind scheu – die lassen sich nicht so leicht fangen.

Doch weit gefehlt – am nächsten Tag hält Martina dem Vierbeiner ein Stück Hähnchenkeule hin. Und schwupps:

Die Katze kommt und schnappt nach dem Hähnchenstück. Martina greift nach der Katze und streichelt ihren neuen Freund.

Dirk runzelt die Stirn. Aber versprochen ist versprochen. Jetzt gibt es keinen Weg mehr zurück. Oder doch? Dirk denkt sich: Bestimmt sind die Bestimmungen so streng, als wenn ich eine Bombe im Handgepäck hätte. Man kann doch nicht einfach eine Katze ausfliegen.

Also sagt er zu seiner Frau: „Du, ich fahre morgen mit dem Stubentiger in die Tierklinik. Die sollen die Katze durchchecken. Dann nehmen wir sie mit."

Gesagt, getan.

Die Tierärztin untersucht die Katze und sagt: „Die ist kerngesund. Nur etwas schwach. Sie müssen sie aufpäppeln. Und ich gebe Ihnen Tabletten mit gegen Flöhe und Zecken."

Dirk schluckt: „Aber wie ist das mit den Ausfuhrbestimmungen?"

Die Tierärztin lächelt. „Das ist kein Problem. Schauen Sie, ich gebe Ihnen diese Bescheinigung mit. Damit können Sie die Katze mitnehmen."

Dirk beißt sich auf die Unterlippe.

Er ist schon in der Tür. Da ruft ihm die Tierärztin nach: „Ich habe noch eine gute Idee. Ich merke, dass Ihre Katze einsam ist – dass sie aber bei Ihnen in guten Händen ist." Sie geht in den Nebenraum – und kommt mit einem zweiten Kätzchen zurück. Das Muster auf dem Fell sieht ein bisschen aus wie bei einem Zebra – schwarz und weiß. Die Tierärztin drückt Dirk die Katze in die Hand: „Schauen Sie, die ist auch einsam. Am besten nehmen Sie die auch mit."

So ist Dirk also ohne Katze in den Urlaub gefahren. Dann mit einer Katze in die Tierklinik. Und schließlich mit zwei Kätzchen wieder aus dem Urlaub zurück. Zu zweit in den Urlaub – und zu viert wieder nach Hause.

### Gesprächsimpuls

Kleine Tiere sind süß. Wünscht man sich diese Zeit zurück, wenn sie groß sind? Oder ist jedes Lebensalter auf seine Art schön? Und wie ist das bei Kindern? Wünschen Sie sich die Zeit zurück, als sie noch klein waren? Oder haben Sie es auch genossen, als sie zu Jugendlichen und Erwachsenen wurden?

# Simba auf Reisen

## Aktivierungsidee

Machen Sie eine Städtereise auf der Landkarte. Zeigen Sie das Bundesland oder das Land Ihres Gegenübers. Suchen Sie zusammen die Städte, die Ihr Gegenüber kennt: Geburtsort, Arbeitsort, Hochzeitsort.

Katze Simba lebte bei Elke. Die glückliche Katze verließ jeden Abend durch die Katzenklappe die Wohnung. Dann jagte sie Mäuse, sprang hinter Nachtfaltern her und kletterte auf Bäume. Ihr Fell ist meliert und hat viele Farben: grau, braun, rot, weiß und schwarz. Manchmal streunte sie auch nebenan über den Campingplatz – und bekam frische Leckereien von irgendeinem Grill. Denn der Campingplatz ist ein Futterparadies für Katzen. Irgendwo riecht es da immer nach frisch gegrilltem Steak, Schnitzel oder Bratwurst. Morgens kletterte Simba dann wieder durch die Katzenklappe und legte sich aufs Sofa von Elke. Denn zu Hause gab es immer leckeres Fressen. Elke mischte es extra für sie zusammen: Fisch und Fleisch, und nebendran Wasser und Milch.

Manchmal blieb Simba aber morgens auch länger draußen. Wenn die Sonne schien, legte sie sich ins Warme, streckte sich und wärmte ihr Fell. Manchmal flirtete sie auch mit dem Kater von nebenan. Dann dauerte es morgens auch länger. Wenn sie eine Maus gefangen oder auf dem Campingplatz viel gefressen hatte, war sie satt und streunte morgens noch ein bisschen länger umher.

Einige Tage lang kam Simba Morgen für Morgen zu spät heim. Die Katze hatte auf dem Campingplatz nämlich neue Freunde gefunden. Familie Wemmer aus Würzburg.

„Schau mal, die Katze“, hatte Tochter Josefine am Montag gesagt. Und den Kopf gekrault.

Am Dienstag hat die Katze dann ein Stück Wurst bekommen.

Tochter Josefine hat am Mittwoch gerufen: „Heute bekommst du Steak.“

Am Donnerstag hat Familie Wemmer extra im Supermarkt Katzenfutter gekauft.

Danach war Freitag. Und da hat es Fisch gegeben.

Am Samstag hat die Mutter gesagt: „Morgen reisen wir ab.“

Und am Sonntag haben sie die Katze einfach in ihren Wohnwagen gepackt und sind mit ihr nach Würzburg gefahren.

Die Katzenbesitzerin Elke dachte zuerst: Vielleicht ist Simba noch unterwegs. Doch dann fragte sie sich: „Wo ist nur meine Simba? Warum kommt sie immer noch nicht nach Hause? Es wird ihr doch nichts passiert sein.“

Doch – kein Problem. Bald sollten die beiden wieder zusammenkommen.

Denn Simba hatte einen Chip. Diesen konnte der Tierarzt auslesen. Er tippte die Nummer in den Computer und sagte: Die Katze heißt Simba und gehört Elke.

„Ja, aber wir dachten dass sie eine wilde Katze ohne zuhause ist“, sagte die Mutter.

Der Tierarzt lächelte. „Nein, bei Katzen gibt es solche Streuner. Die sind draußen unterwegs. Und wenn sie Hunger haben, gehen sie wieder nach Hause.“

Also schnappte die Familie die Katze, brachte sie nach

Hause und verbrachte gleich nochmal ein Wochenende am Campingplatz.

### Gesprächsimpuls

Was kann eine Katze alles durcheinanderbringen? Können Sie zu einem der folgenden Beispiele etwas sagen: Auto fahren, von fremden Menschen gefüttert werden, an einem fremden Ort sein.

# Ist der Fernseher schon wieder kaputt?

**Aktivierungsidee**

Katzen lassen sich (manchmal) beim Fernsehen gerne streicheln. Was schauen Sie gerne an? Was haben Sie früher gerne geschaut? Sammeln Sie Fernsehshows oder auch Serien und Filme von früher und heute. Beispiele: Dalli Dalli. Der große Preis, Rate mal mit Rosenthal, Verstehen Sie Spaß? Wetten, dass...! Schwarzwaldklinik, Denver-Clan, Rosenheim-Cops.

Wolfgang kuschelt mit der schwarzen Katze Emma. Und schaut Fernsehen. Doch da passiert es.

Plötzlich geht der Fernseher aus. Ist er etwa kaputt?

Wolfgang ärgert sich: „Und das ausgerechnet jetzt." Denn gerade läuft ein wichtiges Fußballspiel im Fernsehen. Bayern München gegen den 1. FC Köln.

Wolfgang murmelt vor sich hin: „Bestimmt hat Brigitte was am Fernseher gedreht." Seine Frau rümpft nämlich die Nase, wenn er immer Fußball schaut. „Und das am hellerlichten Tag", schimpft Brigitte.

Doch Wolfgang drückt auf die Fernbedienung. Und – oh Wunder – das Bild ist wieder da. Die Fußballspieler flitzen über den Rasen. Und die Fans jubeln. Alles, wie es sein soll.

Wolfgang sinkt wieder in die Couch, greift zu der Schale mit den Chips und trinkt einen großen Schluck kühles Bier.

Zwei Stunden später. Das Spiel ist aus. Nun sitzt Brigitte vor dem Fernseher. Es läuft „Das Traumschiff“. Brigittes Lieblingsserie. Das Liebespaar geht Hand in Hand dem Strand entlang. Brigittes Augen glänzen. Neben ihr auf dem Sofa sitzt Emma, die Katze.

Brigitte krault dem Mäusejäger den Kopf.

Da steht Katze Emma auf und streckt sich. Und während das Liebespaar im Fernsehen dem Sonnenuntergang entgegenspaziert, passiert es. Der Fernseher geht aus. Von alleine?

Brigitte schüttelt den Kopf. „Das war bestimmt Wolfgang“, vermutet sie. „So dumme Schnulzen“, bruddelt Wolfgang dann vor sich hin, wenn Brigitte wieder mal ihre Serien schaut.

Doch als sie auf die Fernbedienung drückt, geht der Bildschirm wieder an. Genau zum richtigen Zeitpunkt. Der junge Mann am Strand umarmt seine Urlaubsliebe und küsst sie.

Am Abend sitzen Brigitte und Wolfgang gemeinsam vor dem Fernseher. Es läuft „Bares für Rares“. Gerade begutachtet ein Experte ein altes Ölbild.

„Also einen Tausender sollten sie schon dafür kriegen“, findet Brigitte.

Darauf Wolfgang: „Mir wärs keine 300 Euro wert.“

Zwischen Brigitte und Wolfgang liegt Katze Emma.

Brigitte streichelt die Katze. Und Wolfgang krault den Stubentiger hinter den Ohren. Da berühren sich die Hände von Brigitte und Wolfgang. Wolfgang lächelt seine Frau an. Und Brigitte gibt ihm einen Kuss. In diesem Moment steht Katze Emma auf – und der Fernseher geht aus.

Wolfgang lacht. „Heute Mittag ist der Fernseher ja auch ausgegangen.“

Und Brigitte sagt: „Aber hier haben wir den Übeltäter.“

Und sie deutet auf die Katze – die sich gestreckt hat und mit der Pfote auf die Fernbedienung gekommen ist.

Wolfgang schaltet den Fernseher wieder ein. In diesem Moment geht das Gemälde für 750 Euro an einen Händler.

**Gesprächsimpuls**

Der Katze Grenzen setzen. In welche Räume darf Ihre Katze und wohin darf sie nicht? Ist etwa das Bett tabu? Oder der Küchentisch? Oder das Sofa?

# Mitbringsel auf vier Beinen

**Aktivierungsidee**

(1.) Wie nennt man Katzen mit drei Farben? Es ist keine Pechkatze, sondern eine.... Es reimt sich auf Stück. Eine ... Glückskatze. (2.) Kennen Sie noch andere Begriffe für „Katzen"? Vierbeiner, Stubentiger, Miezekatze, Fellnase. (3.) Was mögen die meisten Katzen nicht? (Tipp: Es ist zum Waschen da. Und auch zum Zähneputzen kann man es benutzen.) Wasser.

Frau Friese ist im Urlaub. In Italien. Zusammen mit einigen anderen Gästen macht sie eine Busreise. Jeden Tag schauen sie sich andere Sehenswürdigkeiten an: den Petersdom, den Vatikan oder das Kolosseum.

Alles schön – doch am meisten staunt Frau Friese über die Katzen.

Da gibt es schwarz-weiße, getigerte und rote.

Große und kleine.

Zutrauliche und scheue.

Besonders angetan hat es Frau Friese eine Katze mit drei Farben. Sie ist schwarz und weiß. Rund um den Hals verläuft ein roter Streifen – fast, als wenn sie sich einen Schal umgewickelt hätte. Und das im heißen Rom ...

Die Katze lebt irgendwo in der Nähe des Hotels. Abends setzt sich Frau Friese mit einem Glas Rotwein und einem Buch auf den Balkon. Dann klettert die Katze das Geländer hinauf – und setzt sich neben Frau Friese.

Eines Abends sagt Frau Friese: „Weißt du was? Du hast

so einen roten Schal. Fast wie ein Umhang. Ich nenne dich Nikolaus.“

Jeden Tag kommt ihr die Katze etwas näher. Schließlich lässt sich Nikolaus von Frau Friese streicheln, schmiegt sich an Frau Friese – und manchmal springt die Katze ihr auf den Schoß.

Am Abend vor der Abreise sagt Frau Friese: „Mein kleiner Freund. Morgen gehe ich wieder nach Hause. Mach es gut.“ Sie nippt an ihrem Wein und sagte: „Leb wohl, mein Nikolaus.“

Die Reisegruppe steht am nächsten Tag im Hof des Hotels. Die Koffer alle in einer Reihe. Die Glückskatze kommt herbei und schmiegt sich ans Bein von Frau Friese. Frau Friese krault ihren Nikolaus. Da kommt der Bus.

Der Busfahrer öffnet die Luke des Kofferraums. Die Gäste laden ihre Koffer und Taschen ein. „Oh nein, wo bist du?“, fragt Frau Friese – denn nirgends sieht sie mehr die Katze. „Jetzt kann ich gar nicht mehr tschüss sagen“, denkt sie.

Dann setzen sich die Gäste in den Bus und los gehts. Frau Friese redet mit ihrer Sitznachbarin, liest – und nickt auch mal ein. Irgendwann ist der Bus über der Grenze und macht eine Pause.

Da: Es miaut. Frau Friese denkt an ihre Glückskatze. Der Busfahrer fragt: „Haben Sie das auch gehört?“ Er öffnet die Gepäckluke. Die Katze mit den drei Farben springt heraus.

Frau Friese geht in die Hocke und breitet ihre Arme aus. Nikolaus kommt und schmiegt sich an ihre zweibeinige Freundin.

„Na, dann nehme ich dich halt mit nach Hause“, lächelt Frau Friese.

Der Busfahrer runzelt die Stirn: „Wenn der Stubentiger

keine Sauerei im Bus macht, dürfen Sie ihn auch mit rein nehmen.“ So setzt sich die Katze auf den Schoß von Frau Friese.

Der Bus fährt los. Frau Friese krault ihren neuen Freund hinterm Ohr und liest in ihrem Buch. Sie lächelt und denkt sich: „Jetzt fehlt nur noch mein Glas Wein.“

### Gesprächsimpuls

Hunde oder Katzen aus Rumänien, Ungarn oder der Türkei. So manches Haustier wurde aus einem anderen Land geholt? Haben Sie Erfahrungen mit Straßentieren aus dem Ausland? Oder wo haben Sie Ihre Haustiere her bekommen?

# Von Streunern, Freigängern und Abenteurern

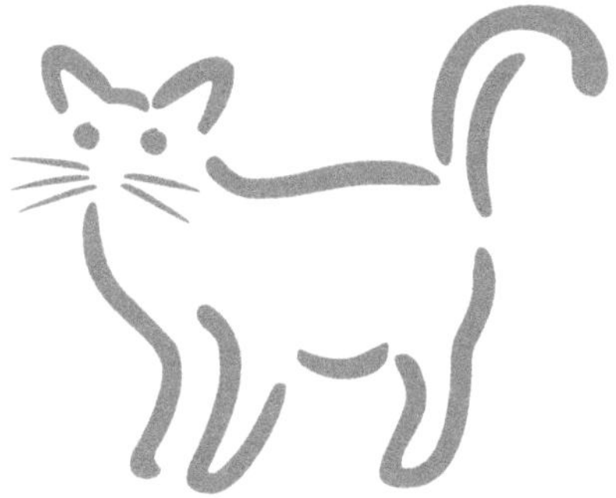

# Spuren im Schnee

**Aktivierungsidee**

Stimmen Sie gemeinsam das Lied an „A B C, die Katze lief im Schnee." Kennen Sie noch weitere Winterlieder? Stimmen Sie diese an.

Bertram liebt seine Frau. Aber es gibt ein Problem: Bertram liebt auch Fisch. Er isst ihn richtig gerne. Seine Frau verabscheut Fisch. „Igitt", sagt sie und verzieht das Gesicht.

Dann stellt Bertram den Grill auf die Terrasse und brutzelt dort den Fisch. So muss ihn seine Frau nicht riechen. Das macht er jede Woche. Meist bleibt er daneben stehen. Er schaut, wie der Fisch langsam seine Farbe verändert. Er schnuppert Holzkohle und gegrillte Forelle und lächelt. Er beobachtet die Vögel, die in ihre Nester fliegen – und die Katzen, die unten um die Bäume streichen.

Einmal im Winter war Bertram wieder am Grillen. Der Fisch duftete. Und Bertram hatte schon richtig Lust darauf, das zarte weiße Fleisch mit der Zunge zu zerdrücken. Doch so weit war es noch nicht. Bertram schlotterte. Da es so kalt war, blieb er nicht neben dem Grill stehen. Er drehte den Fisch und ging ins Haus, um sich aufzuwärmen. Und da passierte es.

„Ich habe gerade Tee gekocht", begrüßte ihn seine Frau.

Bertram nahm den Krug, goss sich ein Glas ein und wärmte seine kalten Finger an der Tasse.

Da stieß ihn seine Frau in die Rippen.

„Ich glaube, du solltest mal nach deinem Fisch schauen. Nicht, dass er noch verbrennt.“

Bertram sprang auf. Er öffnete die Terrassentür, ging zum Grill und zuckte zusammen.

„Oh nein“, rief er. „Der Fisch ist weg.“

Er drehte seinen Kopf in alle Richtungen. Nichts zu sehen. Seine Frau lugte aus der Tür und zeigte auf den Boden. „Da, schau. Spuren im Schnee.“

Tatsächlich. Bertram folgte den Fußspuren. Sie führten von der Terrasse herunter. Dann durch den Garten. Am Kompost vorbei. Durch das verschneite Gemüsebeet. Bis zum Apfelbaum.

Und da saß der Übeltäter: Eine Katze. Sie hatte ein braunes Fell. Und überall weiße Pünktchen. Bertram war nicht klar, ob das die normale Fellzeichnung war. Oder Schneeflocken. Aber das war ihm auch egal.

Die Katze leckte sich die Lippen. Vor ihr lagen die Gräten von Bertrams Forelle. Schön säuberlich hatte der Vierbeiner das Fleisch abgenagt.

Bertram griff nach einem Stein und wollte diesen nach der Katze werfen. Aber dann entschied er sich doch dafür, laut los zu lachen.

„Was ist los?“, rief seine Frau von der Terrasse.

„Das ist los!“ Bertram hielt die Gräten mit zwei Fingern in die Luft. Die Katze sprang davon. Sie setzte sich, leckte die Lippen – und putzte sich.

„So ein Scharlatan“, rief seine Frau. Und sie holte ein paar Würste und legte sie auf den Grill.

Ihrem Mann rief sie zu: „Komm, dann gibt es eben Bratwurst.“

**Gesprächsimpuls**

Können Sie Tierspuren lesen? Was sind die Unterschiede bei Spuren im Schnee? Zum Beispiel bei Hund und Katze? Oder haben Sie schon mal Spuren von wilden Tieren gesehen? Fuchs, Marder oder Wildschwein?

# Die kleine Katze am Ende der Straße

**Aktivierungsidee**

Die Überschrift entstand in Anlehnung an ein Lied. Fragen Sie doch mal: Erinnert Sie „Die kleine Katze am Ende der Straße“ an ein Lied? Die Lösung: Spielen Sie das Lied von Peter Alexander vor: „Die kleine Kneipe am Ende der Straße.“ Wenn Ihnen das entspricht, können Sie mit Ihrem Gegenüber dazu schunkeln oder auch gemeinsam singen.

Die zwei Katzen-Schwestern heißen Tomate und Mozzarella. Weil die eine rot und die andere weiß ist. Sie sind zu Oma Henriette gezogen. Die hat sich eigentlich immer Enkel gewünscht. Aber da sie keine bekommen hat, hat sie zwei Katzen aufgenommen.

Tomate ist gerne zu Hause. „Gell, dir gefällt es bei mir“, sagt Henriette und streichelt den Vierbeiner am Kopf. Und da hat sie recht. Tomate legt sich ab und zu auf dem Balkon in die Sonne. Oder streicht um das Haus. Aber dann ist sie schnell wieder bei der Oma. Mozzarella dagegen ist eine Abenteurerin. Sie zieht um den Block. Manchmal spaziert sie auch bei fremden Menschen in die Küche.

Eines Abends kommt Mozzarella nicht nach Hause. Warum nur?

Henriette geht auf die Straße, sie schaut nach links und rechts. Nichts. Doch da – plötzlich taucht etwas Weißes auf. Vom anderen Ende der Straße her schleicht Mozzarella langsam herbei.

„Schön, dass du wieder da bist." Oma lächelt. Und dann spielen Tomate und Mozzarella miteinander. Doch dabei bleibt es nicht. Immer wieder macht sich Mozzarella auf zu Abenteuern. Sie streicht um die Häuser – und kommt zurück. Manchmal auch erst am nächsten Tag.

Oma Henriette runzelt die Stirn. „Wo die sich nur herumtreibt?" Eines Tages verfolgt Oma ihren weißen Vierbeiner. Da sieht sie es: Die Katze pirscht sich am Ende der Straße an ein Haus. Mozzarella schlüpft durch ein Kellerfenster – und ist verschwunden.

Henriette beißt auf ihre Unterlippe. Dann klingelt sie an dem Haus. Eine junge Frau öffnet. Im Hintergrund schreit ein Kind.

Die junge Frau lächelt. „Guten Tag. Wie kann ich Ihnen helfen?" Das Kind im Hintergrund verstummt.

Henriette sagt: „Meine Katze ist bei Ihnen in den Keller geklettert."

„Oh, ist es eine kleine Katze?" Henriette nickt.

Da erklärt die Frau: „Ja, sie kommt immer wieder zu uns. Und wenn die weiße Katze auftaucht, hört mein Kind auf zu schreien."

Oma lächelt: „Sie heißt Mozzarella. Vielleicht kann sie künftig bei uns beiden wohnen. Wenn ich weiß, wo sie ist, bin ich beruhigt."

Da sagt die Frau: „Und kommen Sie auch mal auf einen Kaffee vorbei. Meine kleine Tochter hat leider keine Oma. So eine Oma wie Sie würden wir uns wünschen."

**Gesprächsimpuls**

Haben Sie sich jemals über ein Tier mit einem Menschen angefreundet? Zum Beispiel, indem Sie beim Spazieren mit dem Hund immer die gleiche Person getroffen haben? Oder indem Sie sich um Nachbars Vögel gekümmert haben, so lange er im Urlaub war? Oder indem Sie dem Nachbarn geholfen haben, das entlaufene Kaninchen wieder einzufangen?

# Als Purzel Opas Freund wurde

**Aktivierungsidee**

Welche Katzenrassen kennen Sie? Beispiele: Europäisch Kurzhaar, Heilige Birma, Norwegische Waldkatze ...

Oma Angelika erntet im Garten gerade die ersten Radieschen und klopft die Erde ab. Da hält ein Auto auf dem Feldweg nebenan. Nanu, wundert sich die Oma. Ein fremdes Auto – was will der denn hier?

Da öffnet sich die Tür.

Ein Mann steigt aus. Er holt einen Korb aus dem Wagen. Was mag da drin sein?

Er legt den Korb an den Wegesrand. Dann steigt er wieder ins Auto.

„Miau“, hört Oma Angelika ganz deutlich – das Geräusch kommt aus dem Korb.

Da dämmert es Angelika: „Was machen Sie denn da?“, ruft sie. Doch da heult der Motor auf. Die Reifen wirbeln Steine vom Feldweg in die Luft. Das Auto lässt eine Staubwolke zurück – und ist fort. Angelika muss husten.

Und am Rand des Weges liegt – der Korb. Angelika schaut in den Korb. Da liegt eine Katze drin.

Die alte Frau streckt den Kopf Richtung Korb – doch die Katze faucht sie an. „Warte mal“, flüstert Angelika. „Ich hol dir etwas Fleisch und was zu trinken.“ Zuhause kramt sie in der Küche herum – und ruft ihrem Mann Opa

Michl zu: „Ich weiß ja, du magst keine Katzen. Aber ich bring dir gleich eine."

Opa schüttelt den Kopf. „Eine Katze? Bloß nicht! Die streicht so verstohlen herum. Sie kratzt und beißt!"

Oma stellt der Katze Hähnchen und eine Schale Milch hin. Die Katze will aus dem Korb steigen, dabei stürzt der Korb um, die Katze purzelt heraus – und landet auf den Füßen.

Oma lächelt. „Ich nenne dich Purzel, weil du aus dem Korb gepurzelt bist."

Einige Tage später sind Oma und Purzel Freunde geworden. Wenn Oma schnell auf die Katze zugeht, faucht der Vierbeiner die alte Dame zwar noch an. Doch sie wird von Tag zu Tag zutraulicher. Bald geht sie im Haus ein und aus.

Nur um den Opa macht sie noch einen Bogen. Die tiefe Stimme des alten Mannes scheint ihr Angst zu machen. Und Opa Michl mag Purzel auch nicht: „Katzen sind heimtückisch. Und sie sind nicht so zutraulich wie Hunde." So schleicht die Katze also in weitem Bogen um Opas Schaukelstuhl. Und wenn der Opa seinen Schaukelstuhl verlässt, versteckt sich der Vierbeiner.

Eines Tages springt Purzel auf den Schoß des Opas. Der Opa streichelt die Katze.

Schließlich rollt sich Purzel auf Opa Michls Schoß zusammen, schließt die Augen und schnurrt.

„Ich glaube, wir werden jetzt doch Freunde", murmelt Opa Michl.

**Gesprächsimpuls**

Bevorzugen Sie Hunde oder Katze? Was sind die Unterschiede? Hatten Sie als Kind einen Hund oder eine Katze? Können Sie sich noch an den Namen Ihres Vierbeiners erinnern?

# Wo ist Riesen-Katze Karla?

**Aktivierungsidee**

Bringen Sie verschiedene Plüschtiere mit. Mancher ältere Zuhörerin oder Zuhörer streichelt gerne mal eine flauschige Kuschelkatze oder einen Teddybären.

Nico war sechs Jahre alt. Der Junge war mit seinem Papa auf dem großen Jahrmarkt. Das Riesenrad drehte sich. Laute Musik war zu hören. Es roch nach Popcorn und Pommes. „Papa, kann ich noch ein Los haben?“, fragte Nico. Er deutete mit seinem rechten Zeigefinger auf die Losbude. „Ich würde so gerne die Katze gewinnen.“

Der Vater schaute, wo der Junge hin zeigte. Die Katze sah eher aus wie ein Tiger. Sie war auch so groß.

„Die gefällt mir auch“, sagte der Vater. Er griff in seine Brusttasche, zog den Geldbeutel heraus und schnappte sich ein paar Münzen. „Bitte fünf Lose“, sagte er. Die Losverkäuferin warf das Geld in eine Dose. Es schepperte – und die Frau drückte dem Jungen die Lose in die Hand.

Nico öffnete. Eines nach dem anderen.

Niete. Niete. Niete. Niete.

Kein Glück. Nur noch ein Los.

Hauptgewinn!

Nico zeigte auf die Riesen-Katze.

Die Losverkäuferin hängte die Katze ab. Der Junge schloss sie in die Arme.

Nico und sein Vater schlenderten über den Rummelplatz. Dann mussten sie nach Hause. Als sie ins Auto stiegen, passierte es. Der Vater packte Magenbrot, gebrannte Mandeln und Luftballons in den Kofferraum. Und fuhr los.

Nach einiger Zeit sagte Nico: „Wo ist denn meine Katze?“

Doch da war es zu spät. Nico und sein Vater waren unterwegs. Die Katze war verschwunden.

„Tut mir leid. Wahrscheinlich liegt sie noch auf dem Rummelplatz“, sagte der Vater.

Wie kann man nur eine so große Katze verlieren? Vermutlich ein Missgeschick beim Einpacken.

Nico unterdrückte seine Tränen. „Ach, schade.“

Abends klingelte es bei Nico und seinem Vater. Vor der Tür standen zwei Polizistinnen.

Der Vater runzelte die Stirn: „Nanu, was habe ich verbrochen?“

„Nichts“, lächelte die eine.

Und die andere: „Sie haben nur etwas verloren.“

Da sah der Vater, dass die Polizistin etwas Großes, Flauschiges neben sich stehen hatte.

Die Riesen-Katze Karla.

Auf dem Rummelplatz war Nico beim Anschnallen die Katze aus dem Auto gefallen. Als sie losfuhren, hatte das ein Mädchen gesehen. Aber da waren Nico und sein Vater schon weg. Zum Glück hatte sich das Mädchen die Autonummer gemerkt. Und dann hatte sie sich die Riesen-Katze geschnappt und der Polizistin gebracht.

„Vielen Dank“, sagte der Vater. „Nico hat die Katze schon so vermisst.“

**Gesprächsimpuls**

Die Polizei – dein Freund und Helfer. Welche Erfahrungen haben Sie mit der Polizei gemacht?

# Rendezvous mit Katze

**Aktivierungsidee**

Zeigen Sie Bilder von Stars und nennen deren Kosenamen – oder lassen diese erraten. Beispiele: Blacky (Joachim Fuchsberger), Kuli (Hans-Joachim Kulenkampff), Bomber der Nation (Gerd Müller), Katze von Anzing (Sepp Maier).

Michael war fünf Jahre alt. Seine Oma lebte im gleichen Haus wie er. Oma Johanna war damals schon alt. Sie saß oft vor dem Haus auf einer Bank. Wenn sie etwas brauchte, rief sie: „Michael."

Dann öffnete sich das Fenster im unteren Stock. Und Michael sprang heraus.

„Könntest du mir meine Brille holen?", fragte ihn die Oma. Oder sie schickte ihn ins Haus, um ihr ein Taschentuch zu bringen. Weil Michael immer aus dem Fenster sprang, hatte er bald einen Spitznamen: „Katze."

Denn Oma sagte: „Du kannst springen wie eine Katze. Und landest immer auf den Füßen." Denn Michael hopste immer gerne aus dem Fenster. Bald nannten alle den Jungen „Katze." Wenn Michael sich irgendwo vorstellte, sagte er: „Ich bin Katze."

Einmal forderte sein Freund Bruno ihn zu einer Mutprobe heraus: „Wer von uns schneller auf den Baum geklettert ist, hat gewonnen."

Michael antwortete gelangweilt: „Du hast keine Chance. Schließlich nennt man mich Katze. Und Katzen können ja gut klettern." Und tatsächlich hatte er einen guten Tag und war zuerst auf dem Baum.

Ein andermal spielte er mit seinen Freunden Verstecken. „Ich kann mich ganz leise davon stehlen, auch wenn ihr noch zählt", sagte er. Denn man würde ihn ja deshalb Katze nennen, betonte er. Katzen seien schließlich Meister im Schleichen. Und tatsächlich: Die Jungs zählten abwechselnd. Und Michael hatte in der Tat stets das beste Versteck.

„Seht ihr", trumpfte er auf. „Darum nennt man mich Katze!"

Eines Tages hatte Michael sein erstes Rendezvous. Er war noch dabei, seine große Liebe davon zu überzeugen, dass er ein lieber Kerl ist. Sie hat es ihm noch nicht so ganz geglaubt. Michael zog einen Strauß Rosen hinter seinem Rücken hervor. Wie fein der duftete. Er schaute seiner Liebsten in die Augen und sagte: „Weißt du was? Man nennt mich Katze. Und weißt du, warum?"

„Vielleicht, weil du kratzt und beißt", antwortete die Dame seines Herzens.

Katze lachte.

„Oder weil du wasserscheu bist?"

Michael schüttelte den Kopf.

„Oder weil du nur isst, was dir schmeckt?"

„Von wegen", lachte Katze. „Weil ich so ein weiches Fell habe und gern kuschle."

Ob man ihm das glauben kann? Denn Katzen sind schließlich auch raffiniert.

### Gesprächsimpuls

Wissen Sie, wer den Spitznamen hatte „die Katze von Anzing"? Richtig, es war der Torwart Sepp Maier. Was denken Sie, warum der Torwart diesen Spitznamen hatte? (Antwort: Er konnte sich wendig und flink vor dem Tor bewegen – wie eine Katze eben. Und er hat dabei auch schwierige Bälle fangen können.)

Haben Sie einen Kosenamen? Und wie ist man darauf gekommen? Haben Sie Partner oder Freunde mit Kosenamen angesprochen?

Beispiele für andere Kosenamen: die Mimi, der Frosch, der Berliner. Hatten Sie jemals einen Kosenamen oder einen Spitznamen? Hat man Sie mit einer Verniedlichungsform angesprochen? Gefällt Ihnen Ihr richtiger Name oder der Spitzname besser? Wie kam es zum Kosenamen?

# Ganz schön auf Zack

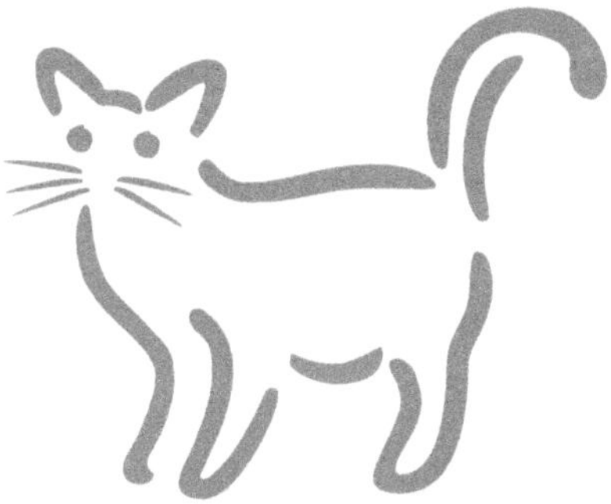

# Käpt'n Flint und der Flötenkessel

### Aktivierungsidee

Bringen Sie alte Gegenstände mit, die Sie sich erklären lassen. Oft spornen diese an zum Reden. Vielleicht finden Sie ja im Speicher noch einen Flötenkessel, einen Henkelmann, eine Lohntüte, einen Kohleneimer oder ein Kofferradio. Wissen Sie nicht, was sich hinter den Begriffen verbirgt? Dann fragen Sie Ihr Gegenüber mal, ob sie bekannt sind.

Kater Käpt'n Flint lebt bei Frau Hinkel. Die alte Dame hört schlecht. Zum Glück hat sie ihren kleinen grauen Kater. Der hilft ihr.

Frau Hinkel mag Tee. Am liebsten Kräutertee. Den trinkt sie gern mit einem Löffel Honig. „Hmmm, lecker", sagt sie, wenn es süß auf der Zunge schmeckt. Frau Hinkel macht das Wasser für den Tee auf dem Herd warm. Dafür hat sie einen Flötenkessel.

(Kennen Sie den Flötenkessel noch? Ein Kessel, in dem man Wasser kocht. Wenn der Wasserdampf kocht und der Dampf aus dem Topf getrieben wird, passiert es: Der Kessel fängt an zu pfeifen.)

Frau Hinkel ist schon älter und etwas schusselig geworden. „Man darf im Alter ruhig auch mal was vergessen", findet Frau Hinkel. Ihr ganzes Leben über hat sie an so viel denken müssen. Da ist es doch auch nicht schlimm, wenn man mal etwas vergisst. Außerdem hört sie schlecht. Ihr Kater aber hört den Topf immer pfeifen. Er zieht dann den Kopf ein – und wartet, ob Frau Hinkel reagiert. Aber meistens reagiert sie nicht. Denn sie hört es nicht. Oft sitzt Frau Hinkel auf ihrem Sessel und schaut aus dem Fenster.

Dann springt Käpt'n Flint auf den Schoß von Frau Hinkel. Er bleibt auf allen Vieren stehen, macht einen Katzenbuckel, streckt seinen Schwanz senkrecht in die Luft und wackelt damit aufgeregt hin und her.

Frau Hinkel fängt jedes Mal an zu lachen. „Mein lieber Flint. Du willst mich wieder an was erinnern. Eye eye, Käpt'n." Und dann schnappt sie den Kater, setzt ihn auf den Boden und geht in die Küche.

Frau Hinkel nimmt den Teekessel in die Hand, brüht ihren Tee auf. So lange der Tee zieht, kommt das Beste. Jedenfalls für Käpt'n Flint. Er bekommt sein Lieblingsfutter: Fisch-Schlecki mit Fleischbrühe. Und wenn der Kater den Napf leer geleckt hat, nimmt Frau Hinkel den Teebeutel aus der Tasse. Und rührt einen Löffel Honig hinein.

Wenn sie sich dann wieder auf ihren Sessel setzt, springt Käpt'n Flint auf ihren Schoß. Dann ist er gar nicht mehr aufgeregt. Sondern lässt sich von Frau Hinkel unterm Kinn kraulen. Schade nur, dass die alte Dame sein wohliges Schnurren nicht hören kann.

**Gesprächsimpuls**

Hatten Sie früher einen Flötenkessel, mit dem Sie Wasser aufgebrüht haben? Gab es bei Ihnen sonst noch besondere Hilfsmittel im Haushalt, die man heute nicht mehr so kennt?

# Garfield, der Gärtner

**Aktivierungsidee**

Bringen Sie Bilder von Pflanzen mit. Suchen Sie auch Fotos von Pflanzen, die sich auf eine besondere Art verbreiten. Sie können Bilder in Gärtnerzeitschriften oder im Internet finden.

Garfield ist ein Streuner. Der Kater schleicht gerne durch den Garten. Da gibt es jede Menge Pflanzen. Und – zum Glück für die Pflanzen streunt Garfield umher. Zwischen Wiese und Gemüsebeet, zwischen Bach und Acker – und auf verschiedenen Grundstücken.

Auch heute schleicht Garfield durch das hohe Gras. Leise setzt er eine Pfote vor die andere. Den Blick nach unten. Er sucht den Boden ab. Vielleicht ist da ja ein Mauseloch.

Da bleibt etwas an seinem Bein hängen. Eine Klette. Die Klette krallt sich mit ihren Widerhaken in den Haaren von Garfield fest.

Wenn die Klette reden könnte, würde sie vielleicht sagen: „Ich reise mit dir bis auf die nächste Wiese."

Auch die Schirmchen vom Löwenzahn verfangen sich im Fell von Garfield. Und er trägt die weißen Schirme fort. Und wenn dann wieder ein Luftzug kommt, spannt sich der Löwenzahn-Schirm auf – und ruft: „Vielen Dank, Garfield. Jetzt reise ich ohne dich weiter." Und landet im nächsten Garten. Mit etwas Glück, dem richtigen Boden und genügend Wasser stahlt dort bald ein gelber Löwenzahn.

Tiere und Pflanzen helfen sich gegenseitig. Tiere fressen Pflanzen. Und sind der Chauffeur für die Pflanzensamen. So auch Garfield.

Die Katze Garfield gehört Frau Schneider. Wenn Garfield abends nach Hause kommt, schüttelt Frau Schneider den Kopf. „Was klebt da wieder alles an dir?“, schimpft sie dann mit ihm. Und ruft: „Du Streuner. Wo hast du dich wieder rum getrieben?“ Der Kater riecht nach Gras und Erde. Frau Schneider zupft den Samen aus dem Fell ihres Katers und kämmt sie mit der Bürste aus seinen Haaren.

Dann wirft sie Haare und Samen aus dem Fenster in Richtung Garten. So geht die Reise weiter. Vögel kommen und bauen sich mit den Haaren ein warmes Nest. Und die Samen reisen mit dem Wind weiter – oder mit dem nächsten Tier-Taxi. Hoffentlich finden sie dann einen guten Ort, an dem sie wieder wachsen können.

Wenn Frau Schneider wüsste, dass Garfield den Pflanzen hilft wie Taxi, Bus und Bahn zusammen – dann würde sie bestimmt nicht mehr so arg mit ihm schimpfen.

**Gesprächsimpuls**

Pflanzensamen können über viele Arten verbreitet werden. Vielleicht fallen Ihnen einige Wege ein. Beispiele: Löwenzahn-Schirme fliegen durch die Luft. Auch durch das Wasser werden Samen verbreitet. Kletten halten sich im Fell von Tieren fest und werden so fort getragen.

Ringeltaube, Eichelhäher und Pirol scheiden Kirschkerne an einem anderen Ort wieder aus. Erdbeerpflanzen breiten sich durch Ausläufer aus. Andere Pflanzen erzeugen beim Austrocknen Spannung und die Samen werden durch eine Art Explosion verbreitet (Ginster, Robinie, Veilchen).

# Minka macht munter

**Aktivierungsidee**

Machen Sie ein Katzen-Memory. Dafür brauchen Sie Fotos von mehreren Katzen. Von jedem Foto zwei Abzüge. Sie können die Fotos auch auf Karton aufkleben, da sie sich sonst mit der Zeit wellen. Den Schwierigkeitsgrad können Sie durch die Anzahl der Bildpaare anpassen.

Minka hat Herrn Frühwein das Leben gerettet. Minka ist nämlich die Katze des Rentners. Doch wie kam es dazu, dass so ein kleines Tier zum Lebensretter wird? Nun, der Reihe nach.

Minka lebt bei Herrn Frühwein in der Wohnung. Immer in der Nacht geht sie spazieren. Sie schleicht sich durch die Tür nach draußen und streicht durch die Gegend. Doch einmal war etwas anders. Minka hatte draußen schon ihren Katzenfreund miauen gehört. Und sie tänzelte zur Tür. Herr Frühwein lässt eigens zu diesem Zweck die Wohnungstüre einen Spalt breit offen.

Herr Frühwein hat keine Angst vor Einbrechern. „Bei mir gäbe es sowieso nichts zu klauen. Außer meiner Katze Minka. Und die lässt sich nicht stehlen. Die geht dann schon weg“, schmunzelt er.

Abends geht Minka raus auf Tour. Und kommt erst am Morgen wieder. An diesem Abend aber nicht. Da blieb Minka vor der spaltbreit geöffneten Wohnungstüre sitzen. „Miauuu“, hört man sie. Und noch einmal: „Miauuu.“

Sie miaut immer lauter.

Herr Frühwein murmelt: „Habe ich sie nicht gefüttert?“ „Oder muss ich Katzenstreu auffüllen?“ „Hat Minka nichts mehr zu trinken?“

Schließlich steht er auf und geht zur Türe. „Es raucht“, stellt er fest. Ob es wohl brennt?

Er schaut aus der Tür. In den Hausgang. Er sieht kein Feuer. Aber viel Rauch. Im gesamten Gang. Es brennt in seinen Augen. Herr Frühwein muss husten.

Schnell schließt er die Tür und ruft die Feuerwehr. Dann ruft er alle seine Nachbarn an.

Bald haben sie die Lösung gefunden und die Gefahr ist gebannt: Vor der Haustüre stand der Altpapiercontainer. Ein Passant hat einen Zigarettenstummel hineingeworfen. Das Papier kokelte vor sich hin – und der gesamte Rauch zog durch ein Fenster den Flur hinauf.

„Zum Glück ist Minka so aufmerksam“, sagte die Nachbarin. Denn wer weiß: Ohne die Katze wäre Herr Frühwein vielleicht erstickt.

Und das Abenteuer war noch zu etwas gut. Herr Frühwein ruft am nächsten Tag gleich bei seinem Enkel an. Der hatte ihm nämlich schon vor längerer Zeit angeboten, eine Katzenklappe in seine Wohnungstüre einzubauen.

### Gesprächsimpuls

Wann geht Ihre Katze auf Streifzug? Tags oder nachts, morgens oder abends? Wie lange ist sie unterwegs? Hat sie feste Zeiten oder ist es jeden Tag anders.

# Wenn der Kater das Klo spült

**Aktivierungsidee**

Fragen Sie doch mal bei einem Handwerker, ob er typische „Schätze“ hat, die Senioren von früher kennen: alte Toilettenspülungen zum Beispiel oder Lichtschalter. Oft wecken solche Gegenstände Erinnerungen an früher und regen zum Reden an, wenn man sie nur in der Hand hin und her wiegt.

Wenn Kater Willy genervt ist, drückt er die Klospülung. Warum? Familie Huber, bei der er lebt, wohnt in einem alten Haus. Alte Kacheln, alte Toilette, alter Spülkasten. Da ist so ein Kippschalter dran, der die Spülung in Gang setzt. Der Vierbeiner war durchs Haus gestreunt. Dabei hat er ihr Bad begutachtet. Und da war er: dieser Schalter. Willy hat sich wohl gedacht: Was ist denn das? Er hat mit der Pfote daran herumgespielt – die Klospülung rauschte los. Willy erschrak und sprang mit einem großen Satz aus dem Raum.

Die Neugier des Katers Willy war geweckt. Er schlich in das Badezimmer, um die Schüssel herum. Er hüpfte auf den Spülkasten – kippte mit der Pfote den Schalter. Wasser rauschte. Willy blieb stehen, richtete noch leicht seine Nackenhaare in die Höhe. Die Angst war aber verschwunden – und seine Neugier geweckt.

(Tipp: An dieser Stelle kann es sinnvoll sein, das Vorherige nochmal in eigenen Worten zusammenzufassen.)

Immer, wenn Willy genervt ist, hüpft er jetzt auf den Spülkasten. Dann kippt er den Schalter.

Alle im Haus wissen, wer das Geräusch auslöst. Fast alle. Nur Papa weiß es noch nicht.

Eines Abends sitzt Familie Huber beim Abendessen. Der Papa ist von der Arbeit nach Hause gekommen. Es gibt Fisch. „Hmmm“, sagt der Papa. „Lecker“, finden auch die Mama und die Kinder. Auch Kater Willy reckt seine Nase Richtung Fisch. Er schleicht um den Tisch, scharrt mit der Pfote am Stuhlbein.

„Nein, du bekommst nichts“, sagt die Mama. „Du sollst doch nicht am Tisch betteln.“

Also – was tut der Kater Willy?

Er schleicht aus der Küche – und verschwindet.

Und plötzlich hört man die Toilettenspülung.

Papa schaut in die Runde. Er zählt die Kinder durch: „Eins, zwei, drei, vier. Es sind doch alle da. Wer ist da auf dem Klo?“, murmelt er vor sich hin.

Mama prustet los. Die vier Kinder klopfen sich auf die Schenkel.

„Das ist der Kater“, sagt Mama und schnappt nach Luft.

„Was, der Kater?“, wundert sich der Vater und zieht seine Augenbrauen hoch. Dann steckt er sich ein Stück Fisch in den Mund und ergänzt: „Na Gott sei Dank. Und ich dachte schon, wir haben einen Geist.“

### Gesprächsimpuls

Kennen Sie diese Werbeslogans? Kennen Sie noch weitere? (1.) Kitekat-Katzen sind herrlich gesund. (2.) Kitekat: Ist die Katze gesund, freut sich der Mensch. (3.) (Wir) Katzen würden Whiskas kaufen. (4.) Sheba: Ein Fest für Katzen.

# Brauchen wir eine Katze?

**Aktivierungsidee**

So mancher Zuhörer kennt aus seiner Kindheit das Spiel „Armer schwarzer Kater". Das können Sie in einer Gruppe nachspielen oder auch, wenn Sie nur einen Zuhörer haben. Einer spielt den schwarzen Kater und maunzt jemand anderen an. Das geht auch im seniorengerechten Sitzen. Der andere muss den Kater streicheln und mehrmals „armer schwarzer Kater" sagen. Wenn er lachen muss, ist er danach der Kater. Achtung: Solche „Kinderspiele" können auf den ein oder anderen albern wirken. Anderen macht es aber total Spaß. Wenn sich jemand nicht ernst genommen fühlt, laden Sie ihn zu keinem Kinderspiel ein.

„Oh nein." Simone zuckt zusammen. „Herbert. Schau. In der Vorratskammer."

Simones Mann Herbert eilt herbei.

Da liegen Mehl, Körner und kleine schwarze Kügelchen. Die Mehltüten haben Risse, aus denen das Mehl gerieselt ist.

Simone wird blass. „Wir haben wieder Mäuse."

Herbert meckert. „Ja, so lange wir eine Katze hatten, hatten wir keine Mäuse. Jetzt ist unser Willy tot. Und die Mäuse kommen wieder."

Simone schüttelt den Kopf. „Herbert. Du weißt, ich will keine Katze mehr." Simone waren Katzen unheimlich. Sie schleichen herum. Man weiß nie, was sie wollen. Sie rümpfen die Nase – und ich hab das Gefühl, dass man etwas falsch gemacht habe.

Herbert nickt. „Aber wir müssen doch was gegen die Mäuse tun."

„Du hast recht. Wir brauchen wohl wieder eine Katze. Aber jetzt: Zuerst mal putzen", sagt Simone. Sie drückt Herbert den Sack mit den zerrissenen Tüten in die Hand: „Bring die mal zur Mülltonne. Und stell ein paar Mausefallen auf!" Herbert pfeift vor sich hin – und bringt den Müll runter.

War das eine List? Herbert wollte eine Katze – Simone aber nicht.

Simone nimmt einen Lappen und macht das Regal sauber.

Da zuckt Simone zusammen. Die schwarzen Kügelchen riechen nicht nach Mäusekot. Sondern: nach Kümmel.

Merkwürdig, denkt sie. Aber egal – jetzt ist sauber.

Am Abend sagt Simone zu Herbert: „Komm, wir trinken ein Glas Wein zur Feier des Tages."

Sie stoßen an und Herbert fragt: „Was gibt es eigentlich zu feiern?"

„Ich habe die Vorratskammer sauber gemacht. Du hast Mäusefallen aufgestellt. Wir haben die Mäuseplage überstanden", schmunzelt Simone.

Da sagt Herbert: „Brauchen wir dann doch keine Katze mehr?"

Da dämmert es Simone. Herbert war der Übeltäter. Er hat das Mehl aufgekratzt. Und Kümmel auf das Regal gestreut – damit es aussieht wie Mäusekot.

Simone lacht: „Oh doch. Wir brauchen wieder eine Katze. Vielleicht nicht wegen der Mäuse. Die könnten wir auch selbst vertreiben. Aber damit du glücklich bist."

**Gesprächsimpuls**

Was fangen Katzen gerne? Mäuse, Fische, Vögel …

# Von Katzen und ihren Menschen

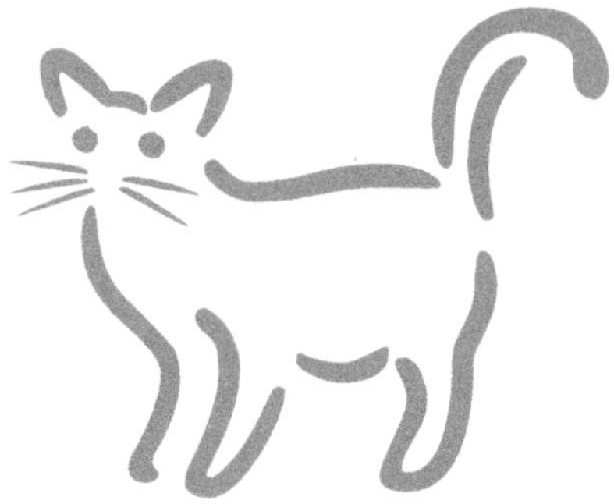

# Der Kater lässt das Mausen nicht

**Aktivierungsidee**

Kennen Sie noch weitere Redensarten, in denen Katzen vorkommen? Beispiele: Nachts sind alle Katzen grau. Er kauft die Katze im Sack. Ist die Katze aus dem Haus, tanzen die Mäuse auf dem Tisch. (Weitere 120 Sprüche quer durch die Tierwelt finden Sie im Erinnerungsspiel „Tierisch gut geraten!“ Ernst Reinhardt Verlag)

Kater Charly ist rot. Fast wie ein Fuchs. Am liebsten ist er bei seiner Besitzerin Marianne zu Hause. Manchmal streunt er auch gerne draußen herum. Charly verfolgt Marianne auch draußen. Selten ist er weiter als einen Steinwurf von ihr entfernt.

Wenn Charly bei Herrn Kleinwinkler vorbei kommt, versteckt sich der rote Kater. Herr Kleinwinkler mag nämlich keine Katzen. „Hau ab“, ruft er und spritzt Charly nass. Der Kater hasst Wasser – und springt schnell fort.

Marianne hat sich einmal fürchterlich aufgeregt. „Sie Rüpel“, hat sie Herrn Kleinwinkler angeschrien – und einen knallroten Kopf bekommen.

Heute streunt Charly wieder durch die Straße. Er lässt sich die Sonne auf den Bauch scheinen. Er steht auf der Wiese und guckt ins Gras. Bis er etwas entdeckt: eine Maus. Und schwupps – aus die Maus! Oder doch noch nicht ganz?

Charly schnappt die Maus und trägt sie in die Wohnung von Marianne. Im Wohnzimmer lässt der Kater die Maus frei. „Da, Marianne – ein Geschenk für dich“, soll das heißen. Ja, das machen Katzen gerne. Aber Marianne freut sich gar nicht. Ganz im Gegenteil.

Marianne springt hinter der Maus hinterher. Sie stülpt einen leeren Eimer über sie. Und sagt: „Jetzt bring ich dich fort.“ Als sie aus dem Haus geht, schaut sie immer wieder über die Schulter zurück. Denn Charly darf sie nicht verfolgen. Diesmal nicht. Sonst schnappt er die Maus und bringt sie wieder in Mariannes Wohnzimmer. Denn der Kater lässt das Mausen nicht.

Marianne will die Maus aber nicht neben einem Haus raus lassen. Der Nager steigt sonst womöglich ins nächste Wohnzimmer. Das will Marianne niemandem antun.

Obwohl – wenn Marianne es sich genau überlegt. Eine Ausnahme gäbe es da vielleicht doch:

Vielleicht lässt sie die Maus direkt neben der Türe von Herrn Kleinwinkler frei!

**Gesprächsimpuls**

Wie haben Sie Mäuse gefangen? (Anregungen für die Antwort: mit einer Mausefalle, mit einer Lebendfalle, die Katze hat sie gefangen...). Was ist der beste Köder? (Speck, Käse, Schokolade ...)

# Die Katze im Vorgarten

**Aktivierungsidee**

Dekorieren Sie mit Material, das man in einem Vorgarten findet: Blumen, Moos, Rinde ...

Vor Freddys Haus blühen Tulpen, Dahlien oder Sonnenblumen – je nach Jahreszeit. Und wenn Freddys Katze aus dem Haus geht, streicht sie zuerst durch den Vorgarten der Nachbarin.

Nachbarin Liliane entdeckt auf dem Gras in ihrem Vorgarten jeden Morgen ein Häufchen. Mal mehr, mal weniger geformt. Sie verzieht das Gesicht und packt den Haufen in eine alte Zeitung. Mit gerümpfter Nase wirft sie das Päckchen in den Müll.

Doch eines Tages lagen keine Häufchen mehr im Vorgarten. Die Katze war nirgends mehr zu sehen.

Freddy schlurfte mit hängenden Schultern durch die Straße und suchte die Hinterhöfe ab.

„Sagen Sie mal, wo ist denn Ihre Katze?“, fragt ihn Liliane.

Freddy beißt sich auf die Unterlippe. „Fort.“

Liliane mustert ihren Nachbarn. „Sie sehen so traurig aus. Ich habe mich immer geärgert, wenn ich die Häufchen weg gemacht habe. Jeden Morgen. Aber jetzt tun Sie mir leid. Kommen Sie, ich helfe Ihnen beim Suchen.“

Gemeinsam ziehen die zwei Nachbarn durch die Straßen. Aber sie finden den Räuber nicht.

„Tut mir leid“, sagt Liliane.

Drei Tage später klingelt Freddy bei seiner Nachbarin.

„Ich habe gute Nachrichten“, sagt er. „Sie ist wieder da.“ Auf dem Arm hält er seine kleine rote Katze. Liliane streckt die Hand hin und krault sie am Kopf.

Freddy schmunzelt. „Und bitte lassen Sie die Häufchen im Vorgarten liegen. Natürlich werde ich sie ab sofort jeden Morgen selbst weg machen.“

**Gesprächsimpuls**

Hatten Sie einen Garten oder Vorgarten? Was hatten Sie darin gepflanzt? War es für Sie vor allem ein Ort, der schön aussehen sollte? Ging es darum, dass Sie sich darin erholen konnten? Oder ging es vor allem (z. B. im Gemüsegarten) darum, sich selbst zu verpflegen?

# Katzenfreunde halten zusammen

## Aktivierungsidee

Bringen Sie einige Bilder von verschiedenen Tieren mit, die Sie gemeinsam ordnen, beispielsweise zwei Fotos von Hunden und drei Bilder von Katzen.

Franco sitzt am Steuer seines Wagens. Er hat jahrelang gesucht, bis er ihn gefunden hat: Seinen VW Käfer. Himmelblau glitzert er in der Sonne. Jetzt blinkt Franco rechts – und biegt ab.

Bum.

Der gelbe Opel kracht in die Seite seines Autos. Franco zuckt zusammen. „Mein Käfer", schluckt der Oldtimer-Liebhaber. „Hoffentlich kann ich das wieder reparieren."

Er steigt aus. Da springt eine Frau aus dem gelben Fahrzeug. Eine Lache Öl schillert auf der Straße. Es riecht nach Benzin und Abgasen.

„Oh nein. Ich habe Sie gar nicht gesehen", heult sie.

Franco mustert die Delle. Zum Glück ist sie nur klein.

Dann schaut er die Frau an. Ihr gelbes Auto sieht aus wie ein Schrotthaufen. Der Kotflügel ist komplett verbeult.

„Können Sie nicht aufpassen?", fährt er sie an.

Da schluckt die Frau. „Ich habe meine Katze Leila im Auto. Sie deutet auf den Kofferraum. Ich bin gerade auf dem Weg zum Tierarzt."

Franco begutachtet den verbeulten Opel: „Das können Sie vergessen. Mit dem Wagen kommen Sie nirgends mehr hin."

„Leila hat so laut miaut. Sie fährt nicht gerne Auto. Darum habe ich Sie übersehen", seufzt die Frau.

„Ich liebe Katzen", sagt Franco. „Kann ich Leila mal sehen?"

Die Frau öffnet den Kofferraum. Franco setzt sich neben den Katzenkäfig auf die Stoßstange. Die Katze ist schwarz wie die Nacht. Darum heißt sie Leila. Das bedeutet „Nacht".

„Ist sie krank? Warum müssen Sie zum Tierarzt?"

Die Frau schüttelt den Kopf. „Nein nein, nur eine Impfung."

Franco erklärt: „Kommen Sie. Die Katze hat noch Platz in meinem Käfer. Ich bringe Sie zum Tierarzt."

Die Frau runzelt die Stirn. „Aber ich habe Ihnen eben Ihr Auto kaputt gefahren."

Franco nickt. „Ich bin handwerklich geschickt. Ich kann es reparieren. Außerdem sollten Katzenfreunde immer zusammenhalten."

**Gesprächsimpuls**

Ist für Sie ein Auto ein Liebhaberobjekt oder nur ein fahrbarer Untersatz? Wie wichtig war Ihnen Ihr Auto? Haben Sie ein bestimmtes Modell bevorzugt? Haben Sie lange darauf gespart? War es Ihnen wichtig, einen Neuwagen zu kaufen? Oder haben Sie eher gebrauchte Fahrzeuge bevorzugt?

# Eine Katze zum Geburtstag

**Aktivierungsidee**

Suchen Sie weitere Geburtstagsgeschichten? Im Ernst Reinhardt Verlag ist von mir das Buch „Ein Geschenk zum Geburtstag“ erschienen. Es enthält weitere Geschichten zum Vorlesen bei Demenz – speziell zum Geburtstag.

Andrea hat sich schon immer eine Katze gewünscht. Ihr Mann Ferdinand ist dagegen. „Denn Katzen fauchen und kratzen“, findet er.

Und dann haut er mit der Faust auf den Tisch und sagt: „Ich will keine Katze in der Wohnung haben. Basta.“

Zum Geburtstag soll Andrea eine große Torte bekommen. Denn Ferdinand backt gerne. Und am liebsten für seine Andrea.

Am Tag vor dem Geburtstag werkelt Ferdinand in der Küche. Es riecht wie in einer Schnapsfabrik – der Duft des Kirschwassers vermischt sich mit dem Geruch nach Sahne.

Kleines Rätsel: Welche Torte backt Ferdinand wohl? Richtig. Es ist eine Schwarzwälder Kirschtorte.

Am Geburtstagsmorgen gibt es eine Überraschung. Nicht für Andrea. Sondern für Ferdinand. Er wollte seine Frau am Bett mit einem Stück Torte beschenken.

Also ging er in den Flur. Aber, oh Schreck:

Die Haube über der Torte stand schief. Und darunter: Die Torte war angeknabbert.

Mäuse!

Die Sahnespuren der Mäusepfoten sind auf dem Boden

zu sehen. Wie Spuren im Schnee. Ferdinand runzelt die Stirn. Jetzt wollte er seiner Andrea eine Freude machen. Und dann das!

Er geht zu seiner Frau ans Bett. Und erzählt ihr die ganze Geschichte.

Dann sagt er: „Ich habe immer gesagt: Ich will keine Katze in der Wohnung. Aber ab heute sage ich: Ich will keine Mäuse in der Wohnung. Basta. Und darum gehen wir heute ins Tierheim. Du bekommst eine Katze zum Geburtstag. Und dann haben wir die Mäuse auch bald los."

Andrea lächelt. „Prima. Aber vorher gehen wir noch in die Konditorei. Und holen zwei Stück Schwarzwälder Kirschtorte. Auch wenn sie bei Weitem nicht so gut schmecken wie deine."

**Gesprächsimpuls**

Haben Sie sich zum Geburtstag früher etwas geschenkt? Was war das schönste Geburtstagsgeschenk, das Sie je bekommen haben? Welches Geschenk war das Wichtigste, das Sie je gemacht haben?

# Verfressenheit macht Freunde

### Aktivierungsidee

Ordnen Sie dieses Fressen verschiedenen Tieren zu. Wer nagt am liebsten am Knochen? Der Hund. Welches Tier jagt Mäuse? Die Katze. Welches Tier ist dafür bekannt, dass es am liebsten Karotten frisst (Tipp: Es hat lange Ohren, Löffel genannt): der Hase.

„Heut kommt der Thorsten zu mir“, freut sich die Claudia. Sie möchten bald heiraten. Nur einer stört Claudia: Wuschel, der Kater.

Er hat strubbelige Haare und faucht Claudia immer an. Mit zusammengekniffenen Augen mustert er sie. Als wenn sie ein Eindringling wäre. Claudia murmelt: „Wir werden wohl nie Freunde.“

In der Faschingszeit bringt sie drei Krapfen mit. Kennen sie Krapfen? Dieses Gebäck ist mit Teig gefüllt. In manchen Gegenden sagt man auch Berliner dazu. Krapfen stehen eigentlich nicht auf dem Speiseplan von Katzen. Denn die fressen lieber Fleisch. Aber manchmal kommt es anders.

Claudia legt die drei Berliner auf den Küchentisch. Thorsten hat Kaffee gekocht. Es klingelt an der Tür. Thorsten geht runter. „Kommst du mal“, ruft er. Claudia lässt die Küchentür geöffnet. Denn nie und nimmer hätte sie gedacht, was jetzt passiert ...

Claudia und Thorsten kamen hoch. Alle drei Krapfen waren angebissen. Und Wuschel lag zufrieden auf der Eckbank, streckte alle Viere von sich und räkelte sich.

Ein Stück Krapfen lag neben ihm. Wilhelm Busch hat bei Max & Moritz ja geschrieben:

„Und von dem ganzen Gaumenschmaus,
schaut nur noch ein Bein heraus."

Hier müsste man sagen:

„Und nach der süßen Fresserei,
ist Wuschels Zorn nun doch vorbei."

Claudia runzelt die Stirn. Doch dann sagt sie: „Schau mal, das Vieh schaut mich nicht mehr so böse an." Und tatsächlich: Claudia kann zu Wuschel gehen. Sie kann sich neben den Kater setzten. Und ihn sogar streicheln. Und das nur wegen drei Krapfen.

Sie sagt: Künftig werde ich ihm immer was zu Fressen mitbringen. Und in der Fasnachtszeit sogar Krapfen.

### Gesprächsimpuls

Wenn Katzen (nicht) gerne fressen. Sprechen Sie darüber, was die Katze ihres Gegenübers gerne frisst – und was sie ablehnt. Katzen haben ja so ihren ganz eigenen Geschmack.

# Mein Wecker heißt Blacky

**Aktivierungsidee**

Bringen Sie bunte Blätter mit – rot, schwarz, grün, gelb. Jeder Zuhörer bekommt von jeder Farbe ein Blatt. Nennen Sie verschiedene Gegenstände. Jeder Zuhörer soll die Farbe hoch halten, die zum Gegenstand oder Tier passt. Beispiele: Tomate, Blacky, Briefkasten, Gras, Kohle, Erdbeere, Kohle, Feuerwehr, Frosch ...

Blacky ist der Wecker vom jungen Bauern Max. Aber nein, kein Wecker zum Aufziehen. Ein Wecker auf vier Beinen. Ein Wecker, der schnurrt und vorbeistreicht und manchmal kratzt.

Blacky ist eine Katze. Und sie ist schwarz. Wie der Name Blacky ja schon sagt.

Blacky und Max sind die besten Freunde. Morgens kräht der Gockel. Ziemlich früh. Und dann will der Bauernsohn Max manchmal nicht aus den Federn. Und sagt: „Im Bett ist es noch so schön warm."

Er räkelt sich im Bett hin und her. Und reibt sich die Augen. Und gähnt.

Doch dann schleicht Blacky herbei. Die Katze denkt sich wohl: „Der frühe Vogel fängt den Wurm." Blacky springt zu Max ins Bett. Die Katze streckt sich. Und sie reibt sich mit ihrer Seite an den Haaren von Max. Dann fährt sie ihm mit der Pfote über die Wange. Wie wenn sie sagen wollte:

„Morgenstund hat Gold im Mund."

Max streichelt dann die Katze. Irgendwann ist er wach. Und er sagt: „Na gut, dann stehe ich halt auf."

Max wäscht sich dann draußen am Brunnen die Augen aus. Blacky blieb dabei in sicherer Entfernung stehen. Denn die Katze mag kein Wasser. Wenn Max fertig ist, kommt Blacky immer wieder zu ihm. Max freut sich, wenn sich die Katze zu seinen Füßen legt. Dann geht Max in die Hocke und streichelt Blacky. Und er erzählt ihm alles. Wie einem guten Freund.

Wenn er gerade viel Arbeit hat und müde ist. Er erzählt ihm, wenn er traurig ist, weil er seinen besten Freund erst in drei Tagen wieder sehen kann. Oder wenn er glücklich ist, weil der warme Wind ihm so schön um die Ohren bläst.

Blacky hört Max immer zu. Und wenn es ihr genug ist, springt die Katze auf und verschwindet.

### Gesprächsimpuls

Blacky war der Spitzname von Joachim Fuchsberger. Er war unter anderem Schauspieler, Liedertexter und Entertainer. Er hat folgende Fernsehshows moderiert: „Der heiße Draht", „Spiel mit mir", „Auf Los geht's los", „Heut' abend", „Ja oder nein." Kennen Sie eine davon? Können Sie sich an etwas daraus erinnern? Möchten Sie es erzählen?

### Anderer Gesprächsimpuls

Wie sind Sie früher aufgewacht? Hat Sie ein Haustier geweckt? Oder ein Kind? Haben Sie die Kaffeemaschine gluckern gehört? Oder Kuhglocken? Oder hat sie ein Radiowecker oder ein ganz normaler Wecker geweckt?

# In der Kürze liegt die Würze

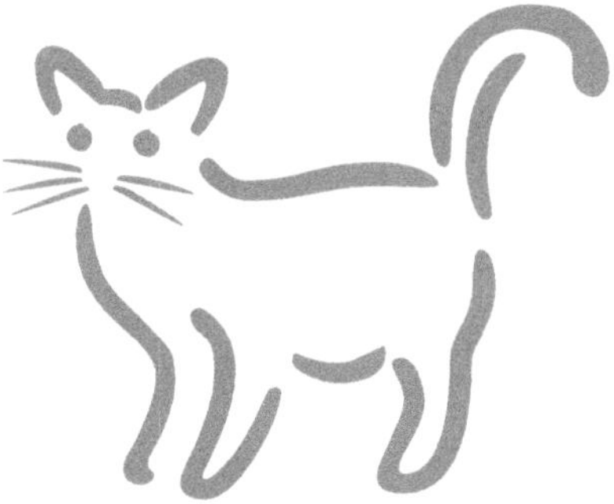

# Café Katzenglück

### Aktivierungsidee

Bringen Sie mehrere Katzen (aus Plastik, Plüsch oder auf Papier gemalt) mit. Ordnen Sie diese gemeinsam. Lassen Sie Ihr Gegenüber die Katzen so ordnen, wie es für ihn Sinn macht.

Frau Hansen räkelt sich im Korbstuhl auf der Terrasse des Cafés. „Ach tut das gut, wenn die Sonne auf die Arme scheint“, lächelt sie und schlürft ihren Cappuccino. Aus dem Café kommt der Geruch von frisch gemahlenen Bohnen nach draußen.

Und auf einmal – schwupps – zuckt sie zusammen. Die rot getigerte Katze springt auf ihren Schoß. Frau Hansen schmunzelt. „Wer bist denn du?“, fragt sie. Sie krault ihren neuen roten Freund hinter den Ohren. „Du glänzt so schön in der Sonne“, sagt Frau Hansen. Sie begutachtet die Katze von allen Seiten. Sie schnuppert und sagt: „Ja, genau so muss eine Katze riechen.“

Da wetzt die Cafébetreiberin um die Ecke. „Entschuldigen Sie. Das ist unsere Katze. Sie heißt Fuchsi.“ Die Besitzerin räuspert sich: „Eben erst habe ich das Café eröffnet.“ Die Katze ist noch dabei, sich einzuleben. Und sie ist manchmal etwas verwirrt. Wegen der neuen Umgebung. Und dann passiert so etwas. Mit „so etwas“ meint sie, dass die Katze bei einem Gast auf den Schoß springt.

Frau Hansen schüttelt den Kopf. „Das stört mich überhaupt nicht. Ganz im Gegenteil“, erklärt sie. Sie streichelt die Katze am Bauch. Frau Hansen erzählt von ihren eigenen Katzen. „Mein Kater hieß Strubbel", erinnert sie sich.

Und während sie erzählt, streicht sie Fuchsi übers Köpfchen. „Ihre Katze erinnert mich an so viel. An Kater Strubbel. An das Schnitzel, das er aus der Pfanne geklaut hat. Und daran, dass er sich nachts im Bett an mich geschmiegt hat. Ich hätte einen guten Namen für Ihr neues Café. Nennen Sie es doch: Café Katzenglück."

**Gesprächsimpuls**

Kennen Sie ausgefallene Namen von Cafés, Konditoreien oder Restaurants? Beispiele: Schlupfwinkel, Lisas Zucker-Ecke, Am wilden Hafen...Und was trinken Sie am liebsten im Café? Cappuccino, Kaffee, Espresso? Tee?

# Klatsch und Tratsch mit Hanni und Nanni

**Aktivierungsidee**

Bringen Sie einen Monatskalender mit Landschaftsfotos mit. Damit können Sie zeigen, wie es zu verschiedenen Jahreszeiten draußen aussieht.

Die beiden Katzen Hanni und Nanni sitzen gerne am Fenster und schauen heraus. Hannis Fell ist schwarz. Weiß ist dagegen Nannis Fell. Die beiden sehen aus wie ein altes Ehepaar, das aus dem Fenster schaut und die Leute beobachtet.

Hanni und Nanni gehören Oma und Opa. Oma und Opa lächeln immer, wenn sie ihre Katzen am Fenster sehen. Dann stellen sie sich vor, wie es wäre, wenn die Vierbeiner reden könnten – und leihen ihnen ihre Stimmen.

Zum Beispiel sagt Opa, als ob er Nanni wäre: „Schau mal, die rote Katze."

Oma stellt fest, während sie in Hannis Rolle schlüpft: „Die war früher aber schneller unterwegs."

„Ob sie krank ist?", fragt Opa.

Oma zuckt die Schultern: „Hoffentlich nichts Ernstes!"

Eine zweite Szene. Wieder leihen Oma und Opa den Katzen ihre Stimme.

„Guck mal. Wie fett der Kater von gegenüber geworden ist."

„Der heißt bestimmt Garfield."

„Ja genau. Das würde passen. Garfield war ein richtig dicker Kater."

Drittes Beispiel gefällig?

Gerne.

„Wer ist die Katze, die mit Kater Michl um die Häuser zieht. Hat der eine Neue?", fragt Oma.

Darauf Opa: „Ja, seine Frau war doch viel älter. Und bedächtiger."

„Grrr. Typisch Mann. Lässt seine Alte sitzen und sucht sich was Jüngeres."

„Das stimmt aber nur bei den Katzen", sagt der Opa. Und dann lacht er und nimmt die Oma in den Arm. Jetzt aber nicht mehr in der Rolle der Katze.

**Gesprächsimpuls**

Tratsch am Fenster. Was kann man nicht alles vom Fenster aus beobachten? Was sehen Sie, wenn Sie aus Ihrem Fenster schauen? Und worauf haben Sie früher geachtet?

# Wer saugt denn da?

**Aktivierungsidee**

Bringen Sie ein Ihren Zuhörern bekanntes Haushaltsgerät mit. Beispiele: Mixer, Staubsauger oder Kaffeemühle. Lassen Sie Ihr Gegenüber das Gerät in der Hand halten und hin und her wiegen. Für Sicherheit können Sie sorgen, indem Sie das Gerät nicht an den Strom anschließen.

„Ööö." Was ist das denn für ein Geräusch? „Ööö."

Die Nachbarn schrecken auf. Mitten in der Nacht.

„Ist das ein Mixer? Oder ein Rührgerät? Dröhnt ein Radio?" Die Nachbarn rufen die Polizei.

Das Polizeiauto braust herbei.

„Woher kommt das Geräusch?", fragt Polizist André.

Polizistin Mona deutet zum dritten Stock.

Die Polizisten gehen das Treppenhaus hinauf. Es wird lauter. Bald stehen sie an der Türe. Verschlossen. Sie klopfen – nichts. Nur dieses Geräusch: „Ööö." Ein Surren. Immer der gleiche Ton.

„Öffne mal die Tür", sagt André.

Mona schmunzelt und zückt ihre Kreditkarte. Sie schiebt sie in den Türschlitz. Und klack – die Tür ist auf.

Das Surren wird lauter.

André schleicht in die Wohnung. Dann bleibt er stehen – und lacht.

„Schau dir das mal an", ruft er. Mona kommt dazu. Und sieht es: Mitten in der Wohnung liegt ein Staubsauger. Er summt vor sich hin. „Öööö." Und in der Ecke sitzen zwei

Katzen und beobachten die Polizisten. Kein Mensch zu sehen.

Mona schaltet den Staubsauger aus und lacht. „Vermutlich haben die zwei den Staubsauger angemacht."

Da sagt André: „Wir halten im Protokoll fest: Zwei Katzen wollten die Wohnung saugen."

Mona erhebt den Zeigefinger: „Ich ermahne euch, ihr Katzen. Macht Feierabend."

André schmunzelt: „Ich schreibe auf: Die Katzen sollen Feierabend machen."

**Gesprächsimpuls**

Tiere & Technik. Sammeln Sie Erlebnisse, wie Tiere auf Technik reagiert haben. Beispielsweise: (1.) Katze springt vor Schreck weg, wenn sie auf dem Auto sitzt und man mit dem Schlüssel per Fernbedienung auf Knopfdruck die Tür öffnet. (2.) Nach dem Rasenmähen kommen die Amseln – und picken im frisch gemähten Gras Samen. (3.) Hund rennt aus dem Raum, wenn man den Mixer laufen lässt. Kann jemand weitere Erlebnisse erzählen?

# Die Miezekatzen-Bank

**Aktivierungsidee**

Manche Senioren mit Demenz nehmen gerne eine Plüschkatze auf den Schoß und streicheln sie. Oder auch einen anderen Gegenstand. Oder ein Plüschtier. Probieren Sie mal aus, ob es Spaß macht.

„Wenn bloß jemand unsere Katzen streicheln würde“, denkt sich Liselotte. Liselotte hilft im Tierheim. Ständig kommen neue Katzen dazu. Und niemand hat Zeit, um die Katzen lieb zu haben.

Da hat Liselotte eine Idee: „Wir stellen eine Bank vor die Tür. Da schreiben wir drauf: Die Miezekatzen-Bank. Wenn jemand sich drauf setzt, kann er eine Katze streicheln.“

Die Idee mit der Streichelbank spricht sich unter den Katzen herum.

Als Liselotte die Bank aufgestellt hat, hat sich zunächst keine Katze dorthin getraut. Verstohlen sind die Vierbeiner um die Bank geschlichen. Und haben die Menschen beäugt, die sich drauf gesetzt haben.

Doch – eines Tages kam ein schwarzer Kater mit weißer Schwanzspitze – und einem weißen Fleck auf der Brust. Er sprang auf die Bank. Neben Frau Maier. Er schnupperte an ihr. Und Frau Maier sagte: „Du bist ein hübscher Bursche. Ich nenne dich Sultan.“

Nicht nur die Katzen entdecken den neuen Sitzplatz. Auch die Menschen erzählen sich von der Bank. Bald kommen noch viel mehr als nur Frau Maier. Viele, die früher Katzen hatten, setzen sich auf die Bank. Und streicheln ein Kätzchen. Auch Menschen, die sich eine Katze wünschen, setzen sich auf die Bank. Und so mancher, der eine Katze gestreichelt hat, sagt: „Ach, du gefällst mir. Ich nehme dich gleich mit."

**Gesprächsimpuls**

Gab es bei Ihnen zu Hause immer viele streunende Katzen? Hatten Sie Lieblinge, die Sie zu Hause besucht haben? Oder wollten Sie lieber keine fremden Katzen auf dem Grundstück haben?

# Keine Sorge, Mika ist da

**Aktivierungsidee**

Singen Sie gemeinsam ein Lied, das Mut macht. In der Geschichte geht es nämlich um ein Gewitter. Dem ein oder anderen hilft Musik, das ungemütliche Wetter durchzustehen.

Blitz, Donner, starker Regen. Gisela hasst dieses Wetter. Besonders, wenn es so heftig ist wie heute Nacht.

Da rüttelt es an den Fenstern und der Regen prasselt gegen die Scheiben. Manchmal zucken die Blitze so dicht hintereinander, dass es eine halbe Minute lang hell ist.

Gisela schlüpft unter ihre Bettdecke und schließt die Augen. Immer wieder erschrickt sie. Es ist, als wenn jemand an der Wohnung rütteln würde.

„Ich fühle mich so allein“, sagt Gisela. Sie denkt nach: Wenn nur jemand da wäre.

Klack. Sie kennt dieses Geräusch. Trotz des lauten Donners kann sie es deutlich hören: die Katzenklappe. Stimmt – Mika gibt es ja auch noch.

Der weiße Kater schleicht ins Schlafzimmer von Gisela. Er springt auf ihren Sessel. Und steigt auf die Lehne. Auf der Lehne balanciert er. Und macht einen Satz. In Giselas Bett.

Gisela muss lachen. „So schnell geht es mir wieder gut. Schön, dass du da bist, Mika.“

Während Gisela lächelt, macht sie sich gar keine Sorgen mehr. Es stört sie nicht, dass Mikas Fell klatschnass ist und ihr Schlafzimmer bald nach nassem Kater riecht. Sie spürt auch nicht mehr, dass das ganze Haus wackelt, während sie das Fell des Katers streichelt. Und wenn der Kater schnurrt, sagt sie: „Gell, dir gefällt es bei mir auch besser als im Gewitter." Schließlich schlafen beide friedlich ein. Und als sie wieder aufwachen, ist das Gewitter vorbei.

**Gesprächsimpuls**

Welche Wettersituationen lieben Sie und welche haben Sie nicht so gerne? Lieben Sie es, wenn es draußen so richtig heiß ist oder haben Sie es lieber angenehmer? Mögen Sie einen gemütlichen Regen oder lieber nicht? Gefällt Ihnen der Schnee oder fürchten Sie im Winter, dass es glatt wird?

# Carla und der Wäscheständer

**Aktivierungsidee**

Bringen Sie frisch gewaschene Wollsocken mit. Am besten verschiedene, die kreuz und quer liegen. Suchen Sie gemeinsam die Paare zusammen.

Katze Carla schlief immer auf dem Balkon. Im dritten Stock. Aber nicht auf dem Boden. Sondern auf dem Wäscheständer. Der ist so eine richtige Katzen-Hängematte. Manchmal sogar mit kuscheliger Wäsche drauf.

Weil Carla so eine gemütliche Katze war, schlief sie immer. Sie ließ sich die Sonne aufs Fell scheinen und träumte von Katern und Mäusen und Abenteuern. So hörte sie nicht, wenn ihre Besitzerin Annemarie sich ihrem Zuhause näherte.

Eines Tages lag vor dem Haus ein Tennisball. Kinder hatten ihn beim Spielen vergessen. Da schnappte Annemarie den Ball. Und warf ihn auf den Balkon im dritten Stock. Katze Carla erschrak. In einem hohen Satz sprang sie vom Wäscheständer hinunter. Bis ganz unten auf den Hof. Carla landete vor Annemarie. Auf den Pfoten!

Annemarie musste lachen. Carla schnurrte und strich um ihre Beine.

„Du nimmst mir das bestimmt nicht übel, oder?“, sagte Annemarie zu ihrem Stubentiger.

Und Carla schnurrte noch lauter.

Annemarie nickte. „Du willst bestimmt sagen: Wenn du mir gleich Fressen gibst, ist das gut. Stimmt's? Na dann mal los. Gehen wir hoch."

Künftig hatte Annemarie immer einen Ball in ihrer Tasche – und Carla landete jeden Tag vor ihr auf dem Boden und ließ sich streicheln.

**Gesprächsimpuls**

Wie haben Sie früher Wäsche gewaschen? Hatten Sie schon immer eine Waschmaschine? Oder haben Sie von Hand gewaschen? Erinnern Sie sich noch an die Wäscheschleuder?

# Drei Freunde haben einen Kater

## Aktivierungsidee

Suchen Sie andere Wörter oder Umschreibungen dafür, wenn jemand zu viel Alkohol getrunken hat: einen Rausch haben, einen über den Durst getrunken haben, zu tief ins Glas geschaut haben...

Die drei Freunde haben gefeiert. Sie waren am Campingplatz. Dort gab es ein Lagerfeuer. Sie haben in die Flammen geschaut. Und sich Geschichten erzählt. Eine Geschichte ergab die andere. Sie grillten Bratwurst und Steak. Ein Bier folgte auf das andere.

Die drei Männer erzählten sich von Bergen, auf die sie schon geklettert sind. Von Wildschweinen, die sie gejagt haben. Und von Bäumen, die sie gefällt haben. Und von Bier zu Bier wurden die Berge größer, die Schweine schwerer und die Bäume höher. Zumindest in den Erzählungen der Männer.

Eine Katze schlich zwischen den Männern umher und ließ sich mal von diesem, mal von jenem kraulen. Die Campingplatz-Katze.

Am Ende des Abends hatten die drei Freunde viele Flaschen Bier geleert.

„Bei mir dreht sich alles“, sagte schließlich einer.

„Ich hab’ auch einen Rausch“, bestätigte der andere.

„Am besten gehen wir schlafen“, sagte der Dritte.

Am nächsten Tag wachten sie wieder auf. Einer nach dem anderen. Die Klamotten rochen nach kaltem Rauch, Bratwurst und Bier. Eine Katze stand neben dem erloschenen Lagerfeuer. Sie leckte an den Überresten auf den leeren Tellern.

Da sagte der eine der drei Freunde: „Schau mal, wie süß."

Der Zweite stöhnte: „Sie frisst den Rest vom Schnitzel."

Der Dritte hielt sich mit seiner Hand den Kopf und raunte: „Aber heute haben wir alle einen Kater."

**Gesprächsimpuls**

Trinken Sie gerne Alkohol? Haben Sie lieber Bier oder Wein? Trinken Sie lieber alleine, mit Freunden oder mit Ihrem Partner?